書下ろし

寿命を延ばす食べ合わせ、縮める食べ合わせ

白鳥早奈英

祥伝社黄金文庫

前書き

あなたの体は、あなたがこれまでに食べてきた食物により作製されたあなたの手作りの作品です。あなたを見ればこれまでの食歴がわかります。あなたの食べたものは、あなたの健康はもとより、美容、頭脳、性格、容貌とあなたのすべてに関わっています。

そこでこの本では、それぞれの食材がもともと持っている力（さまざまな栄養素が含まれている）を最大限に生かす方法としての「食べ合わせ」をご紹介しています。

「食べ合わせ」とは、2つ以上の食材を組み合わせることです。これによって、食材に新たな力が生まれます。それは大きく次の3種類に分けられます。

①「相乗効果」お互いの食材の効能が倍以上に生かされる食べ合わせです。

例）レモン ＋ アーモンドの食べ合わせ

レモンのビタミンCの美肌効果と、アーモンドのビタミンEの若返り効果とで、ともにより効果的になります。

例）ピーマン ＋ 植物油

ピーマンのカロテンが植物油の働きで、吸収が5倍も高まるとされています。ピーマンとお肉を炒めた中華風炒め物はいかがでしょうか。

②「相加効果」食材のお互いの持つ効能がプラスされます。

例）イチゴ ＋ 牛乳の食べ合わせ

イチゴに含まれているビタミンCに、さらに牛乳のタンパク質、ビタミンB_2、カルシウムがプラスされて健康と美容効果が高まります。

例）カボチャ ＋ オクラ

カボチャのビタミンEとオクラのビタミンCの食べ合わせは、お互いの栄養素のよさが最大限に生かされ、ビタミンEは若返りを、ビタミンCはストレスに効果的です。

③「相殺効果」どちらか一方、あるいはお互いの効能を失わせてしまう食べ合わせです。

例）ココア＋牛乳の飲み合わせ

ココアの食物繊維が牛乳のカルシウムの吸収を妨《さまた》げてしまいます。カルシウムが不足しますと気持がイライラしたり、集中力が失せてしまいます。

例）ひじき＋大豆

ひじきのカルシウムの吸収を大豆のフィチン酸が妨げてしまいます。カルシウム不足は骨や歯の健康にも影響を及ぼします。

これらの食べ合わせを、日々の生活に生かして、より一層のご活躍を祈念いたします。

目次

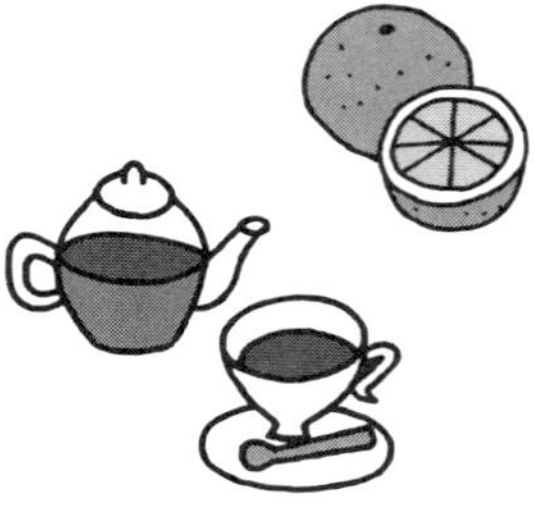

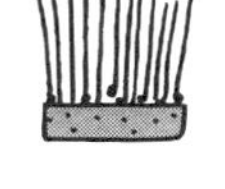

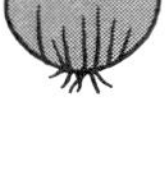

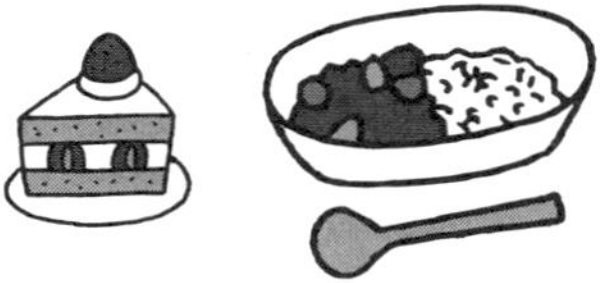

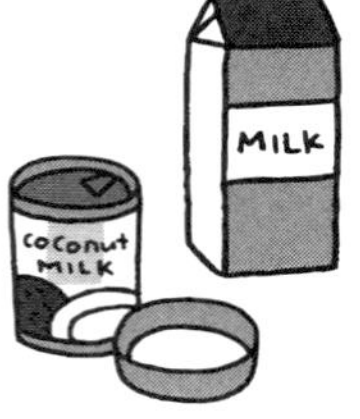
MILK
coconut
MILK

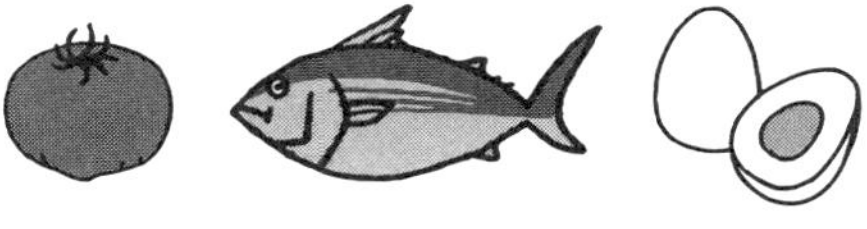

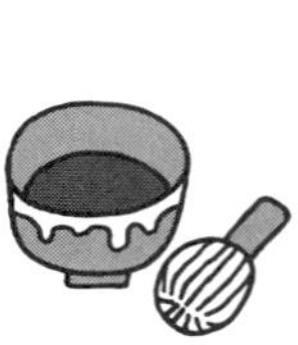

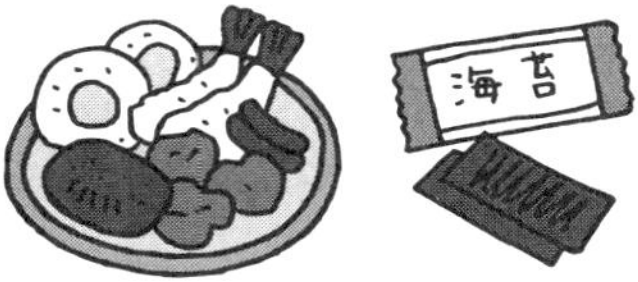
海苔

第3章

知らないと怖い！薬との飲み合わせにご用心

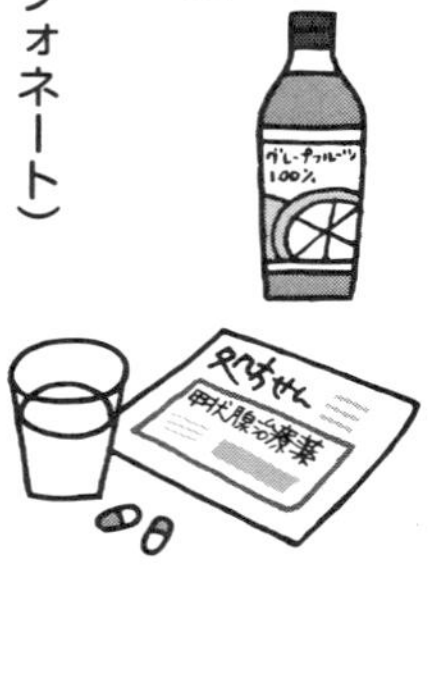

第4章

昔からの言い伝え 貝原益軒「養生訓」は今でも正しいか

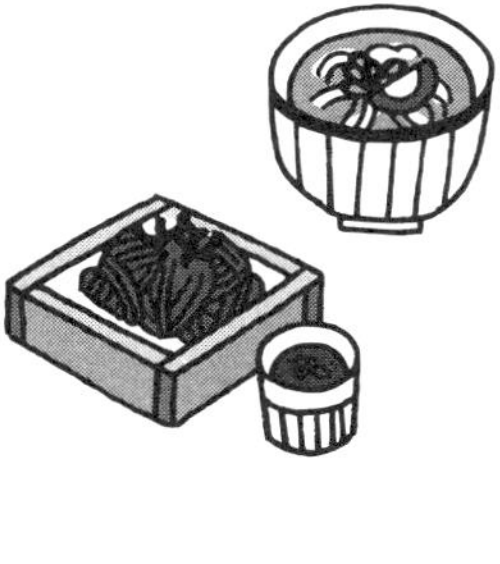

第1章

病気になる食べ合わせ VS 元気になる食べ合わせ

一つ一つの食品には体にいい栄養がたっぷり含まれているのに、食べ合わせによって、有害物質を発生させてしまったり、逆に栄養の効果が増える場合もあります。ここでは、そんな食べ合わせに注目してみました。

ガンになる

焼き魚＋漬物……和食の定番が危ない！

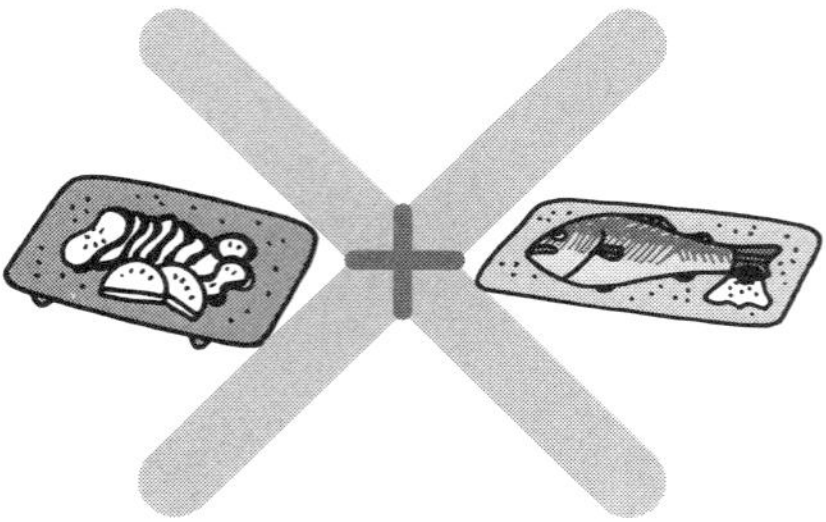

ドキッとしたことでしょう。これまで何度もこの組み合わせで食べていたのではないでしょうか。

魚が苦手という人の理由は生臭さで、生臭みのない焼き魚なら食べられるという人もいます。生臭みの強いサンマでも、焼いた魚は子供たちにも大人気です。サンマやサケなど、脂《あぶら》ののった魚の塩焼きが美味《おい》しいですね。魚に塩をふることを「ふり塩」といい、塩焼きは塩をふって焼くだけという、まさにシンプル・イズ・ベストの代表的料理。実は、この「ふり塩」は単に魚に塩味をつけるだけではなく、大きな意味があるのです。

「ふり塩」による塩の作用で、魚の身のタンパク質が変性します。しばらく置くことにより旨味も増します。本来、タンパク質自体には味はありませんが、ふり塩をしてしばらく置くことでタンパク質分解酵素が働き、タンパク質がグルタミン酸や旨味のあるアミノ酸に変化します。

また、魚の身は塩をふる前はほぐれやすい状態なのですが、ふり塩をすると、塩の浸透圧により、塩分が魚の内部にしみ込んでいきます。塩のしみ込みは脂の少ない白身魚のほうが早くなります。この塩の作用で魚の身のタンパク質（魚肉タンパク質）が変成し、のり状のゾル化状態になります。この状態で魚を焼けば固まって身崩れしないで弾力が出ます。魚が苦手の理由となっている生臭みも除かれます。塩の脱水作用で魚の表面の水分が溶け出てくるのですが、そのとき魚に含まれる生臭い成分のトリメチルアミンなども一緒に出ていきます。

漬物とは、塩、ぬか、味噌《みそ》、醤油、酢、香辛料などを使い、野菜、肉、魚などを漬けて加工したものを指します。日本では漬物の歴史は大変古く、奈良時代には、なすやウリの塩漬けが食され、平安時代には、味噌、醤油などを使った漬物が登場していたことからも、古くから身近な食べ物だったことがわかります。漬物は、調味料やぬかなどに漬け込んでいる間に、野菜などについている乳酸菌や酵母菌が発酵することにより、独特の風味を醸し出します。とくに、ぬか漬けに使われるぬかには、植物性乳酸菌だけでなく、ビタミンB_1などもたっぷり含まれています。つまり、ぬか漬けは、ビタミンB群やCなど美肌によいといわれる成分を手軽に摂れる食べ物なのです。

また漬物は、野菜に含まれている食物繊維も乳酸菌と一緒に摂ることができます。食物繊維を多く摂ると、乳酸菌の働きがさらに活発になり、乳酸菌＋食物繊維のダブルパワーでおなかの調子を整える働きがあります。乳酸菌は血液中のコレステロールの増加を防ぐ働きがあることがわかっています。積極的に摂ることで、マクロファージという細菌やウイルスなどを破壊する免疫細胞の働きが活発になることから、免疫力アップにもつながると考えられます。漬物は、栄養素たっぷりの健康食品でもあるのです。

ところが焼き魚と漬物との食べ合わせは、魚に含まれるジメチルアミンという成分と、漬物に含まれる亜硝酸塩とで、発ガン物質ができてしまうのです。和食の定番的な組み合わせですが、避けたほうがいいですね。

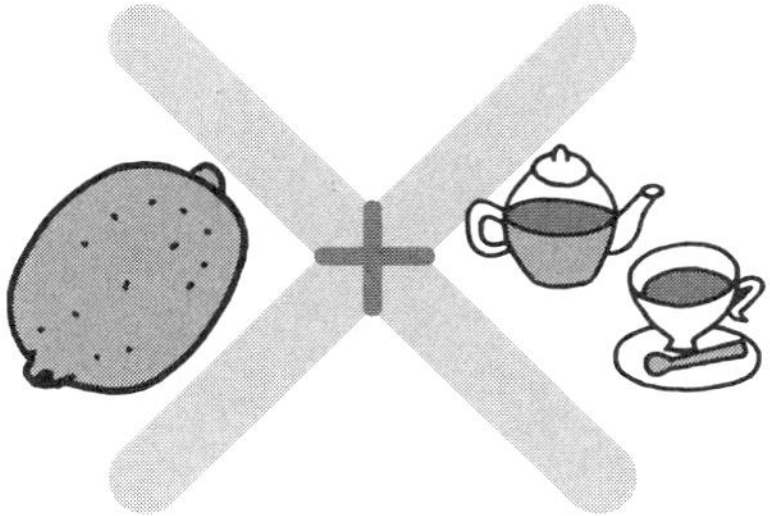

紅茶＋輸入レモン……皮の防カビ剤がカフェインと出会うと

紅茶は朝食や午後のひとときに欠かせない飲み物。とくに女性はコーヒーよりも紅茶が好きな方が多いですね。レモンティー派とミルクティー派と好みが分かれるようですが、どちらも当たり前の組み合わせです。

紅茶とは、お茶の葉と芽を乾燥させ、よく手でもんで完全発酵させ、乾燥した茶葉です。あるいは沸騰したお湯で抽出した飲料のことをいいます。紅茶の発酵は微生物による発酵ではなく、お茶の葉に最初から含まれている酸化酵素によるものです。

紅茶にはテアフラビンとテアルビジンという2種類の色素成分が含まれており、発酵の過程で、茶葉に含まれるポリフェノールオキシダーゼによって生成されます。テアフラビンは紅茶のシブの成分で、抗酸化作用があるポリフェノールの一種で橙赤色の色素成分です。

また、紅茶には〝紅茶カテキン〟が含まれていて、生活習慣病の高血圧・脳卒中・糖尿病・ガンなどを予防する効果もあります。また、殺菌作用もあるので、インフルエンザウイルスの活動や増殖も抑え、毎日の1杯の紅茶で風邪・インフルエンザウイルスから身を守り、1年中風邪知らずでいられることも可能です。

〝紅茶カテキン〟には、糖分吸収抑制作用や脂肪分解を妨げる作用もありますので、ダイエットにも効果的なのです。

テアルビジンは赤色～褐色の色素です、血圧の上昇を防ぐとともに、代謝を良くし、血行を促進し体を温める作用があります。

もちろんカフェインも含まれていて、覚醒効果があります。

レモンはビタミンCが多く、果物の中でもアセロラに次ぐ多さで、ビタミンCの代名詞となっています。実際にレモン1個で1日分のビタミンC摂取量100mgが摂れてしまうのです。

大航海時代、キャプテン・クックが航海を成功に導いたのは、レモンの力によると断言しても構わないのではないでしょうか。それまでのようにビタミンC不足で脚気になることがなくなったおかげです。レモンは、保存や運搬も簡単な果物ですから、当時も海の男たちの健康維持に役立ちました。

ビタミンCは抗酸化作用がありますので、アンチエイジング、生活習慣病、ガン予防効果があるほかに、美肌に欠かせないコラーゲンが作られるのに不可欠です。レモンに含まれるビタミンCは皮膚の新陳代謝を活発にし、シミ・ソバカスの沈着を防ぐ働きがあり、日焼け対策や肌ケアに効果を発揮します。

このように紅茶とレモンはいいことずくめで、本来ならいい組み合わせなのですが、輸入レモンがくせ者なのです。輸入レモンの皮に塗られた防カビ剤のオルトフェニルフェノールが、紅茶のカフェインと出会うことで発ガン物質ができてしまうのです。

国産のレモンならまず心配はいりませんので、自宅で飲む場合は国産レモンを選ぶようにしたいですね。外のカフェなどでレモンが添えられてきたら、皮をむいて入れるのが賢明です。

ハム＋ジャム……発色剤と防腐剤が出会うと

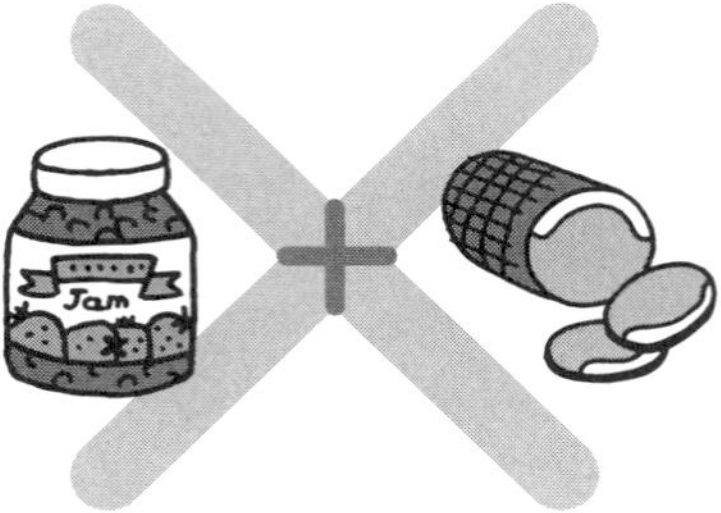

洋朝食といえばハムエッグとトースト。トーストにはバターやジャムを塗ったりして食べていますよね。でも、ちょっと待ってください。

ハムは、古く紀元前から作られていた保存食で、本来は豚のもも肉をそのまま塩漬けにしたものですが、日本では豚の肩ロースやバラ肉を原料にして塩漬けや燻煙《くんえん》、湯煮《ゆに》したものがハムとして売られています。栄養価として、タンパク質、脂肪、ビタミンB_1が多く含まれています。タンパク質には体を作るのに必要な必須アミノ酸が多く含まれます。脂肪には飽和脂肪酸と不飽和脂肪酸とが含まれています。飽和脂肪酸は摂り過ぎればコレステロールの心配もありますが、野菜などをたっぷり食べれば心配いりません。ビタミンB_1は、主食のパンやごはんの糖質を分解してエネルギーを生み出すときに必要なビタミンなので、体が元気になります。その他にナイアシン、ビタミンB_6、ビタミンDなども多く含まれています。ハムは塩漬けしてあるため塩分が多いので、血圧の高い方や子供さんは摂り過ぎないように注意しましょう。食べるときには、野菜や海藻、きのこなどカリウムの多い食品との食べ合わせで塩分を排出するようにするとよいでしょう。

ハムなど食肉加工品に必ずといっていいほど含まれているのが、発色剤として使用される亜硝酸ナトリウム（亜硝酸Na・亜硝酸塩）です。これは食肉や血に含まれる赤い色素が酸化するのを防ぐ働きをするのですが、それ自体の毒性が強いだけでなく、他の物質と反応して発ガン物質などの有害な物質を作り出す性質があります。1食分に含まれる添加物の量はわずかでも、1週間、1ヶ月、1年と蓄積されていったらどうなのでしょうか？ お店でカゴに入れる前に表示を見て、亜硝酸ナトリウムの名前があったら買わないほうが賢明です。

ジャムはもともと果物の保存食として作られてきたもので、パン食に欠かせない存在。甘いだけに見えるジャムもさまざまな効能効果があります。果物によって違いはありますが、共通しているのは炭水化物（糖質）、食物繊維と微量のビタミンとミネラルを含んでいることです。生の果物に多いビタミンCや葉酸は、ジャム作りの過程で加熱するので壊れてしまい、多くは期待できません。生の果物と比べてみると、食物繊維はほぼ同じで、水溶性食物繊維であるペクチンは大腸で善玉菌のエサとなり、大腸の働きを整え、ポリフェノールについても成分の変化はほとんどありません。ポリフェノールはさまざまな病気のもととなる活性酸素から体を守る働きがあります。ブルーベリーやイチゴには、アントシアニンという青紫の色素が含まれており、視力回復効果や、目の組織の酸化防止効果などが期待できます。

ハムとジャムの食べ合わせの問題は、ジャムの防腐剤として使われるソルビトールとハムに使われる発色剤の亜硝酸ナトリウムによって、発ガン物質ができてしまうことです。これを避けるためにジャム作りをおすすめします。自家製なら防腐剤を使わないので安心です。好みの果物で好みの甘さの自家製ジャムで、朝食を楽しんでください。

ハム＋タラ、タラコ……ハムの発色剤に注意

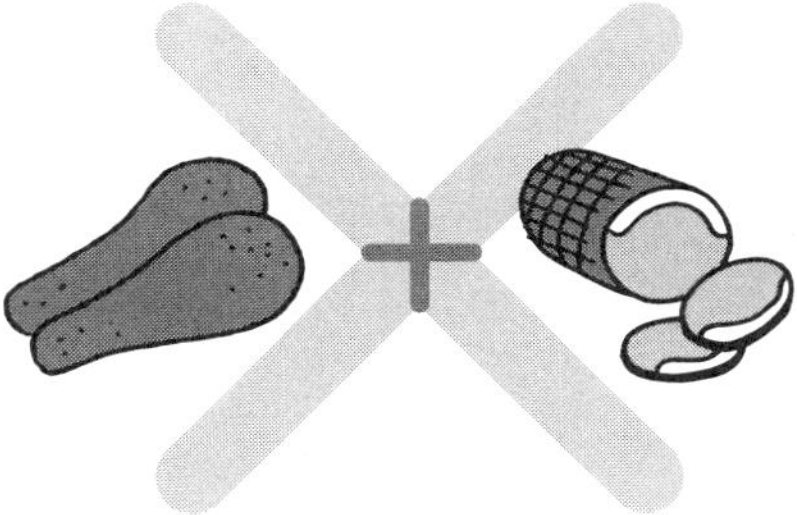

ハムとの食べ合わせで避けたいものとして、タラやタラコも挙げられます。

タラは「鱈」という字をあてるように、冬の季節の魚です。「マダラ」や「スケトウダラ」がありますが、スケトウダラは田麩《でんぶ》やタラコを採るときに使われることが多く、一般的にタラというと「マダラ」を指します。

タラは、アミノ酸のグルタミン酸やイノシン酸、タウリン、グルタチオンなどが豊富に含まれています。タウリンはコレステロール値低下を促し、血圧の上昇を防ぎます。グルタチオンは抗酸化作用で細胞の老化を抑制したり、肝臓の機能を高める効果などが期待されています。脂質は少な

く（100g中0・4gときわめて少ない）、ビタミン類やミネラル類なども青魚などに比べるとやや控えめながらもまんべんなく含んでいるので、低カロリーでヘルシー、淡白ですが美味しい魚です。ビタミン類の中ではビタミンDが比較的多く含まれています。ビタミンDは、カルシウムやリンの栄養吸収を良くして骨や歯を丈夫にし、骨《こつ》粗《そ》鬆症《そうしょう》の予防に不可欠の栄養素です。

小ぶりのスケトウダラの卵巣が「タラコ」です。タラコはビタミンの含有量がとても多く、ビタミンEのほかにビタミンB_1やビタミンB_2などが多く含まれています。タラコに含まれるビタミンEは、肌を若々しく保つ作用や、老化を予防する働きがあります。ただしコレステロールが多く、保存のために塩分が多く使われているので、食べ過ぎには注意してください。

ハムとの食べ合わせの問題点は、タラやタラコに含まれる魚特有の天然成分ジメチルアミン（とくにタラ科の魚に多い）と、ハムに使用されている発色剤の亜硝酸ナトリウムが出会うことによって、ジメチルニトロソアミンという強力な発ガン物質ができてしまうことです。この物質は胎盤通過性が高く、容易に母胎から胎児へ移行します。要注意です。

ベーコン＋タラコ……ベーコンにも発色剤が

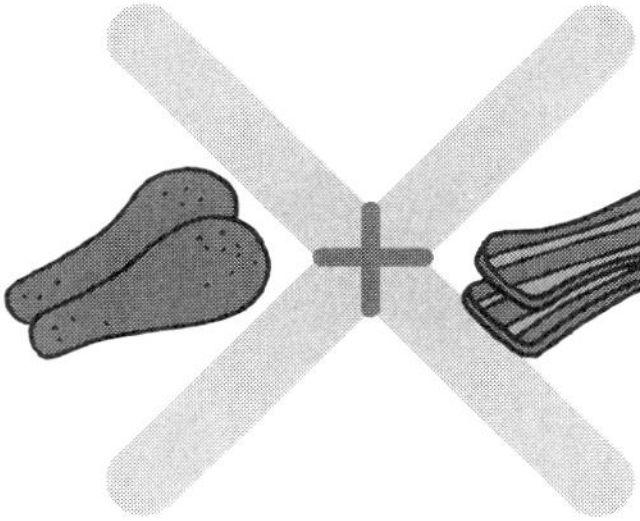

ハムと同じように、ベーコンも発色剤に亜硝酸ナトリウムを使用していますので、タラコに含まれるジメチルアミンと反応して発ガン物質ジメチルニトロソアミンを作り出します。

また、ジメチルアミンは肉に含まれるプロリンというアミノ酸と反応して、発ガン疑似物質を作ります。プロリンは肉の筋の部分に多く含まれており、ベーコンの原料となる塩漬け豚肉のタンパク質には5％も含まれています。

このようにハムやベーコンなどの食肉加工品を選ぶ際は、表示に注意し、タラやタラコの食べ合わせを避けてください。

ガンを防ぐ

スプラウト＋えのき茸……ガン予防の最強ペア

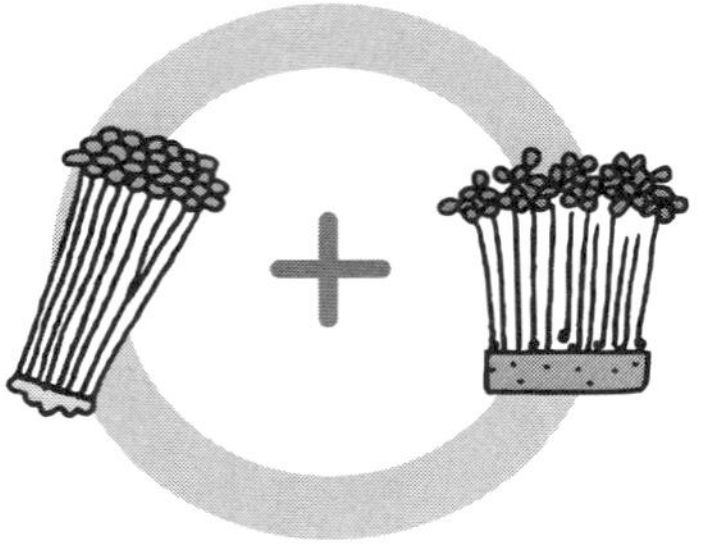

　スプラウトというとわかりにくいですが、スプラウトとは発芽して間もない野菜の総称です。ブロッコリーの新芽やレッドキャベツ、マスタード、ソバなどもあり、貝割れ大根やもやしもスプラウトの仲間です。

　スプラウトの大きな特長は、成熟した野菜よりはるかに高い栄養成分を含んでいることです。植物の種は発芽するときに最も成長し、蓄えていたエネルギーを一気に放出します。また、ホルモンの働きや光合成などでビタミンやミネラル、酵素類などが増え、新しい栄養素が生まれます。

スプラウトに多く使われるアブラナ科の植物（ブロッコリー、マスタード、キャベツ、貝割れなど）には、グルコシノレートという辛み成分が含まれ、これが分解されるとスルフォラファンという成分に変化します。アメリカのタラレー博士の発見で、このスルフォラファンはガン抑制効果があることで注目を集めました。

発ガン物質は通常、肝臓で作られるフェーズ2という酵素の働きで無毒化され、体外へ排出されますが、スルフォラファンにはこの酵素を活性化させる作用が認められています。胃潰瘍や胃ガンの原因となるピロリ菌を殺菌する作用もあります。

とくに発芽して3日目のブロッコリーのスプラウトには成長したブロッコリーの20～100倍ものスルフォラファンが含まれています。

えのき茸は、栄養素が豊富で、食物繊維とビタミンDを多く含みます。食物繊維は腸の働きを活発にします。ビタミンDはカルシウムの吸収を助け、骨や髪、爪を補修し、精神の安定も助けます。ビタミンD_2は野菜にはない成分で、カルシウムの代謝に欠かせない重要なものです。

また、ガン細胞の増殖を抑えるβ－グルカンが豊富です。食物繊維の一種ですが、えのき茸に含まれるβ－グルカンは植物性のものとは異なります。免疫力を高め、制ガン剤として厚生労働省認可の医薬品に利用されているほどです。

えのき茸の細胞壁の中にある「キノコキトサン（キトグルカン）」という成分が消化・吸収されることによって腸を刺激し、腸の運動を活発にする作用があります。また、血液に溶け込むと血液中の脂質をからめ取って排出します。

トレハロースという天然の糖質も含まれています。保水、脱臭、品質保持効果などがあり、高機能成分として食品や化粧品に利用されます。トレハロースとは、自然界の動植物や微生物に含まれています。

野菜の食物繊維も油の吸収を妨げる効果はありますが、キノコの食物繊維には〝燃焼効果〟もあることが最近わかりました。余分なものをためずに出しながら、たまっていたものを燃やす。この2つの効果を1つでこなす食材はなかなかありません。

スプラウトとえのき茸の食べ合わせは、強力なガン予防効果が得られます。

マッシュルーム＋ニンニク……抑制効果のダブルパワー

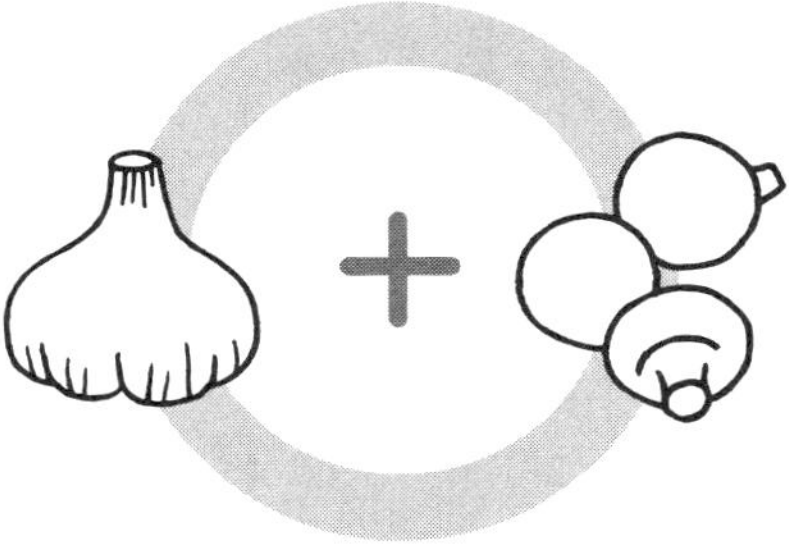

マッシュルームはキノコ類でもパントテン酸を多く含みます。パントテン酸は、脂質代謝に必要な成分で、他にも皮膚や粘膜を健康に保ち、免疫力亢進《こうしん》、抗ストレス、善玉コレステロールを増加させるなど、健康に役立つ成分と考えられています。

また、マッシュルームには多糖質のレンチナンなどが含まれています。レンチナンにはガンの発育を抑えて退縮させるだけでなく、ガンが発生するのを抑える力もあります。直接ガン細胞を殺すのは免疫機能を高めるからのようです。

ニンニクには、注目すべき栄養成分としてスコルジニンとアリシンというものが含まれています。スコルジニンは、体内の栄養素を燃焼させてエネルギーに変える働きや、疲労回復に役立つビタミンB_1の働きを高める作用もあります。

アリシンはアミノ酸の一種のアリインという物質です。アリインはニンニク特有の臭いのもとです。ニンニクは本来無臭なのですが、刻むことでアリナーゼと呼ばれる酵素の作用でアリシンという成分に変化するのです。

刻んだニンニクを50〜80度の低温で食用油で熱すると、アリシンがアホエンという成分になります。アホエンはアリシンよりも体内に入ってからの安定性に優れていて長続きする特長を持っています。このアホエンには強い抗酸化力があり、血栓を予防したり、ガンを予防する効果があります。ただし、生のニンニクには含まれていません。低温で料理するほど、ガン予防効果があります。

ともにガン予防効果のあるマッシュルームとニンニクの炒め物は、効果倍増の食べ合わせです。

大豆＋サンマ……イソフラボンがポイント

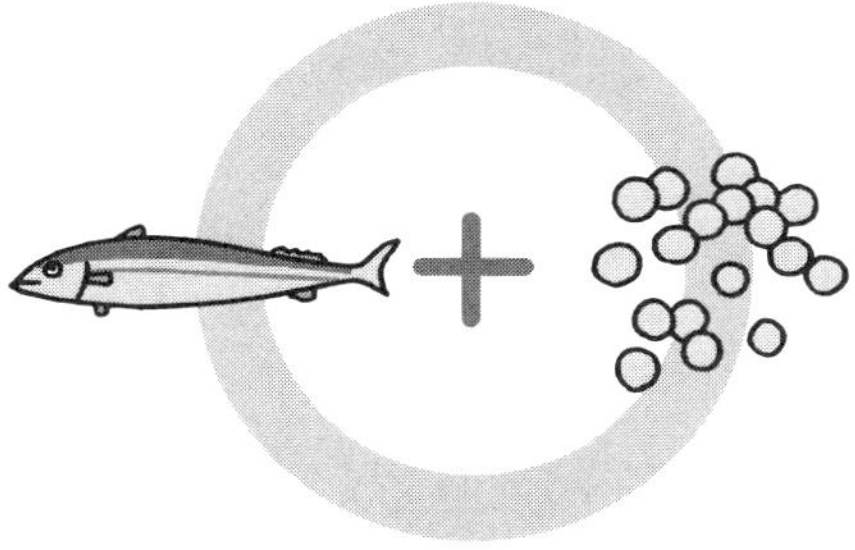

大豆は「畑の肉」と呼ばれるほど、良質なタンパク質と脂質、ビタミンB群やビタミンEが豊富で栄養価の高い食品です。

豆腐などの大豆製品を多く摂取している人は乳ガンや前立腺ガンになる率が低いことが、多くの疫学的調査から示されています。さらに、動物発ガン実験の研究で、大豆に含まれるイソフラボンのゲニステインが、更年期障害を緩和し、乳ガンや前立腺ガン、大腸ガンの発生を予防する効果が報告されています。

イソフラボンは、大豆のえぐ味を生み出す原因物質として以前から知られていましたが、抗酸化作用や抗腫瘍効果を示すことが明らかになり、大豆のガン予防効果の主な活性成分と考えられるようになりました。イソフラボンは、ガン細胞の増殖を促進するのに必要な種々の細胞内タンパク質に働きかけて、抗腫瘍効果を示します。ガン組織が大きくなるためには、周りに毛細血管をはりめぐらして酸素や栄養成分を吸収しなければなりませんが、イソフラボンにはこの毛細血管の増殖を防ぐ血管新生阻害作用も報告されています。

「サンマが出ると、あんまが引っ込む」といわれるほど、滋養強壮に優れた魚として昔から親しまれてきたサンマ。サンマには、ＥＰＡ（エイコサペンタエン酸）やＤＨＡ（ドコサヘキサエン酸）が含まれ、ＥＰＡは血液をサラサラにし、血液中の悪玉コレステロール（ＬＤＬ）や中性脂肪を減らして、善玉コレステロール（ＨＤＬ）を増やす作用があります。ＤＨＡは脳に良い栄養素としてよく知られています。脳細胞に行き渡り、脳内の細い血管にも弾力を与え、脳の機能を活性化させます。さらに、血液中の悪玉コレステロールを減らす作用やガンの予防効果もあります。まさに生活習慣病予防に欠かせない食品ですね。サンマの塩焼きには、ぜひ大豆を添えて。枝豆でもいいですよ。

糖尿病になる

ラーメン＋ごはん……どう考えても糖質摂り過ぎでしょ

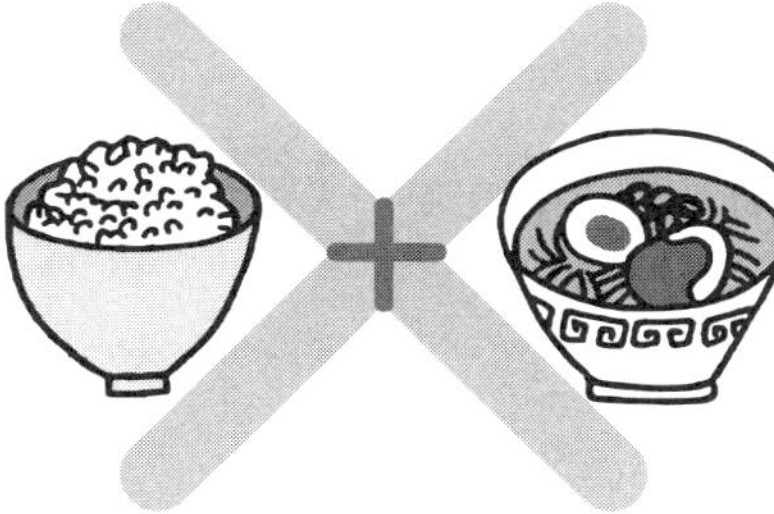

ラーメンは今や国民食と言えるほど、子供から年配者まで、性別、地域を問わず、年間を通して食べられています。縮れた黄色い麺と甘い匂いと食感とが醸し出す味わいは、他の麺とは別物です。
ラーメンの栄養価はというと、麺の糖質だけと思われがちですが、「チャーシューラーメン」「海鮮ラーメン」などがあるので、出汁《だし》とトッピング次第です。一般的に、ラーメンのスープは鶏がら、豚肉、豚骨などを熱湯で煮出して作ります。かつお節やさば節、昆布などを使うスープもあります。骨や肉をじっくりと煮出して作るラーメン

のスープには、食材に含まれていたネバネバ物質がたくさんとけ込んでいます。美肌効果や老化防止効果のある「コンドロイチン硫酸」という動物のネバネバ物質が含まれています。コンドロイチン硫酸は、体内で作られるのですが、年齢とともにそれらを作る能力が衰えてきますので、大切な物質です。

栄養が気になる人は、いろいろトッピングすれば良いのです。五目ソバやチャンポンにすれば野菜や肉のみならず、タンパク質やビタミン、ミネラルも摂れます。ダイエットをされている人は野菜から先に食べるようにして、塩分が心配な人はスープを残せば良いのです。1品で変幻自在に味と栄養素を楽しむことができましょう。

ごはんは日本人にとって重要なタンパク源です。ごはんに味噌汁という組み合わせは、ごはんに足りない子供の成長や傷の修復を早めるリジンを、大豆のタンパク質が補うという理想の食べ合わせなのです。タンパク質は血や肉、細胞を形成し体の基本を作る大切な栄養素です。ごはんの栄養価は、糖質、タンパク質、脂肪、ビタミンB群の葉酸・パントテン酸などを微量ずつ、ミネラルはカリウム、亜鉛、銅、マンガンを含みます。食物繊維も含まれています。

お茶碗1杯のごはんの中の栄養を身近な食品に置き換えてみると、タンパク質は卵1／4個分、脂肪はヒラメの1／6匹分、亜鉛は大正エビの1／2尾分、パントテン酸は白菜と同量、食物繊維はトマトの1／2個分……。最近不足が問題視されているマグネシウムや亜鉛といったミネラルも含まれており、マグネシウムはニンニクとほぼ同量、亜鉛は大正エビの1／2尾分あります。玄米ごはんであれば、体内の細胞や血管の若さを保つ老化防止効果のあるビタミンEが含まれています。ビタミンEは発芽する食品に多く含まれています。

脂質はエネルギー源として重要であり、肌の潤いを保ったりするうえでも必要ですが、摂り過ぎに気をつけなければ、肥満や成人病の原因になります。

ラーメンとごはんの食べ合わせは、「ラーメンライス」「半チャンラーメン」など、食欲旺盛な若者たちの大好物ですが、ラーメンの麺1人分1玉（ゆで）200gで298kcal、ごはん1人分普通盛り145gは244kcalと糖質の摂り過ぎとなります。よく体を動かす学生時代ならエネルギーとして消費されますが、大人には避けたい食べ合わせです。ラーメン1杯では物足りないなら、野菜や肉をトッピングしてボリュームアップしたらいかがでしょう。

チャーハン＋餃子……とにかくカロリーオーバー

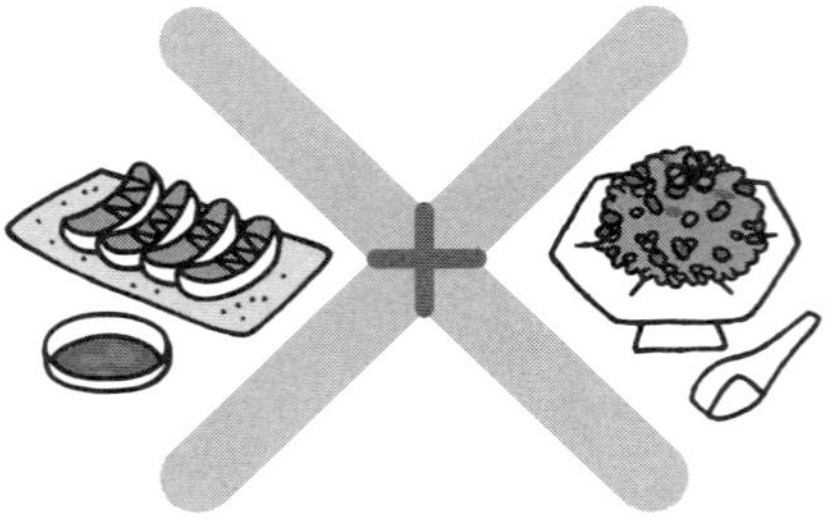

これは若い人が大好きな食べ合わせですが、どちらも高カロリーです。糖尿病は食べ過ぎや高カロリーが招く肥満が大きな原因です。肥満になると、耐糖能（血糖を処理する能力）障害などの、軽い糖尿病状態になる人が増えます。肥満を放置し続けると、糖尿病になってしまう人が少なくないのです。このような、明らかに肥満が原因で発症する糖尿病を、「肥満糖尿病」といいます。

チャーハンは、一般的に1人分673kcal、餃子は1人分470kcalで、一緒に食べれば、1143kcalにもなります。これはダイエット中の女性の1日分の食事に匹敵するカロリーで、当然カロリーオーバーです。

糖尿病を防ぐ

カキ＋カボチャ……ミネラルと食物繊維で血糖値を抑える

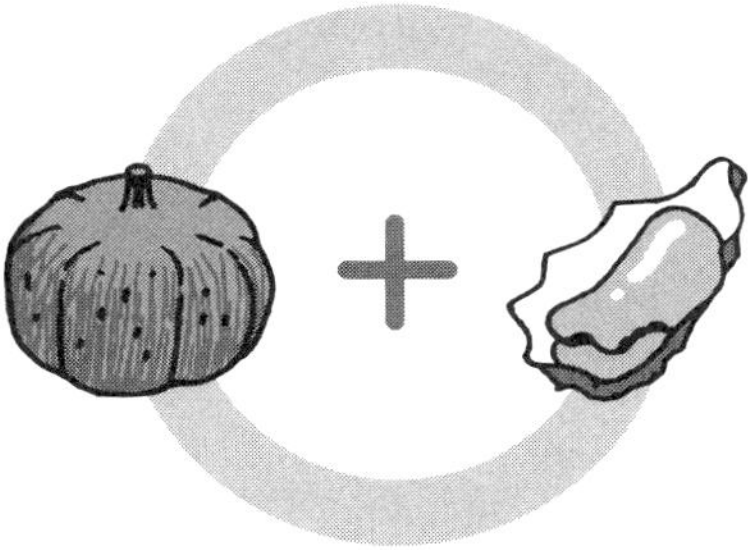

カキは古代ローマでは紀元前にすでに養殖が行なわれ、美食家アピキウスも好み、高級料理として食べられていました。日本では江戸時代に養殖が始まっています。

カキの栄養価は、脂肪やタンパク質が少なく、糖質のグリコーゲンが多いことから、食べて15分くらいで即エネルギーとなるため、スタミナがつきます。鉄分、ビタミンB_{12}は貧血予防効果があります。ビタミンB群が多いので、美肌効果も期待できます。

しかし、カキの特筆すべき特徴は〝亜鉛〟です。

亜鉛は誰が名付けたのか、ずばり「セックスミネラル」と呼ばれています。今のところ、地球上の全食品中でカキが最も亜鉛が多い食品とされているのですから、「色」を好み精力絶倫といわれた、かのナポレオンが大いに好んで食した理由もうなずけるというものです。女性だって元気がついて悪いはずはないでしょう。誰しもいつまでも元気で頑張りたいものです。また、亜鉛は細胞の合成にも関わっていますから、美肌効果もあります。

カボチャといえば、最近は日本でもハロウィンが定着しつつありますね。カボチャには西洋カボチャと日本カボチャとがありますが、最近は西洋カボチャが主流のようです。栄養的には、β－カロテンが鮮やかな色に含まれていて、体の中でビタミンAとして働きます。ビタミンEも多く含んでいます。β－カロテンは粘膜や皮膚を丈夫にし、生活習慣病やガンやウイルスの感染の予防効果があるとされています。抗酸化作用や、コレステロールを減らす効果もあり、狭心症や心筋梗塞を予防する効果もあります。目の健康を保つ働きもあります。

このβ－カロテンは、皮やワタの部分に多く含まれますので、捨てないで一緒に調理するようにしましょう。皮をつけたまま煮れば美味しく食べられますし、ワタも同様に食べることができます。ついでに種をしゃぶれば、なかなかの美味しさを味わえます。中国では種を炒《い》っておやつに食べます。ビールのおつまみにも最適です。食物繊維も多いので便秘予防効果もあります。

ビタミンEも含んでいるので、茹《ゆ》でてマッシュしたものにナッツなどを入れてサラダにすれば、子供さんにも喜ばれる美味しいサラダが出来上がります。パイにしても良いでしょう。ビタミンEは脂溶性なので油を使ったほうが吸収が良くなります。

ビタミンEは細胞を若返らせ、物忘れにも良いので、時々人の名前が出てこなくなった人には欠かさずに摂ってほしい栄養素ですね。

カキとカボチャの食べ合わせが糖尿病に良いのは、糖尿病はミネラル不足の病気ともいわれ、カキは多くのミネラルを含んでいること、カボチャは昔から糖尿病に良いといわれていますが、それはカボチャの食物繊維が食後の急な血糖値の上昇を抑えるからです。

タマネギ＋オクラ……血糖値抑制の相乗効果

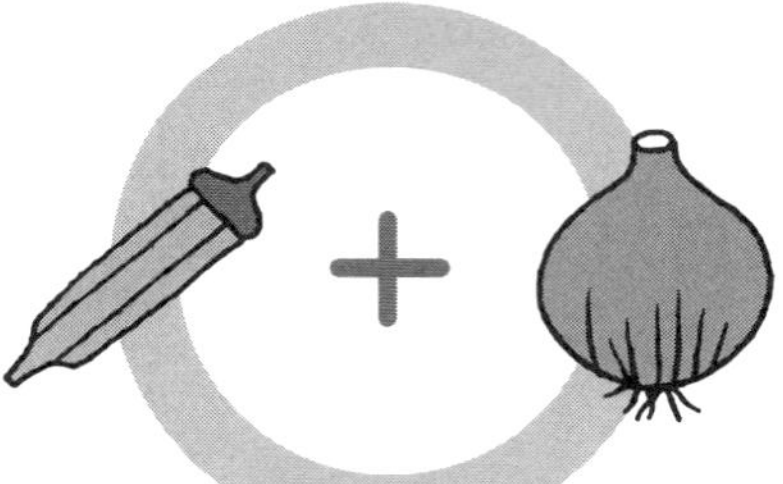

糖尿病を快方へと導く特効食品の代表格がタマネギです。タマネギは多くの薬効成分を含んでいますが、とくに最近、タマネギのポリフェノールの一種である、ケルセチンの血糖改善作用が脚光を集めているのです。ケルセチンは毛細血管の損傷を防いで、血液の流れをサラサラに保つことは、以前からよく知られていました。「血液をサラサラにするならタマネギを食べなさい」といわれるのはそのためです。

高血糖で血液がドロドロになり、血流が停滞すると、体の中で毛細血管が集まっているところにまず異変が現れます。手足がしびれたり、目の網膜や腎臓の働きが低下するなどの糖尿病の合併症です。毛細血管の血流を活性化させるケルセチンは、合併症予防に大変有望と考えられているのです。

オクラは、ネバネバ食品といわれ、独特の「ぬめり」がありますが、このぬめり成分は水溶性食物繊維のペクチン、ガラクタン、アラバンや多糖性のムチンなどで、整腸作用やコレステロール吸収を抑える効果があるとされています。とくに、水溶性食物繊維のペクチンには、消化吸収速度を抑えて血糖値の急激な上昇を抑える効能があることから、糖尿病の予防に効果的であるとされています。ムチンはモロヘイヤやヤマイモなどぬめりがある食品に含まれる成分で、胃の粘膜を丈夫にし、胃潰瘍の予防、さらに腎臓や肝臓の機能を強化する働きがあります。

タマネギとオクラの食べ合わせは、タマネギのケルセチンの血糖改善効果と、オクラの水溶性食物繊維のペクチンにある消化吸収速度を抑えて血糖値の急激な上昇を抑える効能との相乗効果で、糖尿病予防効果が高まるのです。

バナナ＋ミカン……血糖降下のために1日1本！

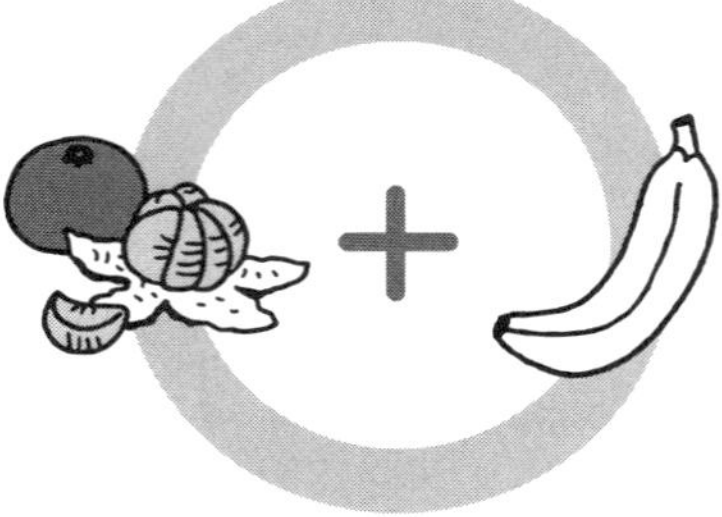

実験によれば、バナナを食べて3時間後に食前に比べて血糖値が下がり、バナナ1本を食べたときより3本食べたときのほうが降下する数値が大きいことで、バナナには血糖降下作用があることがわかりました。血糖値を下げるには、バナナを1日に1本食べれば十分です。

ミカンに関しては、温州ミカンの成分であるβ－クリプトキサンチンに肥満・糖尿病の改善効果があることを実証したそうです。このことは、日本肥満学会で発表されました。β－クリプトキサンチンは、耐糖能を改善し、血中インスリンを低下させ、脂肪細胞の肥大化を抑制することで糖尿病予防効果があることが報告されています。

肥満になる

ビール＋フライドポテト……最高のつまみでついつい飲み過ぎに

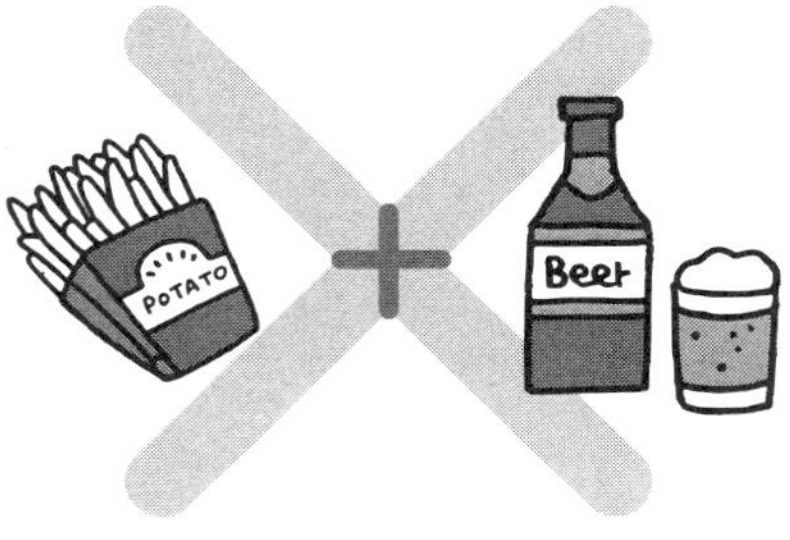

ビールは人生のようにほろ苦いホップが利いたお酒です。選ぶのに困るほど多くの種類が発売されていますが、人それぞれお好みの銘柄があるでしょう。ビールというとビール腹という言葉が浮かびますが、実際はビールと肥満は直接の関係はないのです。ただ、ビールを飲むときのおつまみがチーズや唐揚げなど、どちらかといえばカロリーの高いものが多いのが原因なのです。それに加えて、ジョッキなどで一度にたくさん飲んでしまうということが、肥満を招く原因になるのです。

ビールには多くの効能があるのです。それは、あの苦み成分のイソフムロンという物質にあるのです。イソフムロンは女性ホルモンのような働きをすることで注目されている物質ですが、2011年1月13日、1日約500mlのビールを飲むと、糖尿病や高血圧のリスクを減らし、体重を減らすことさえできるというレポートが、バルセロナ大学とバルセロナにあるホスピタルクリニック、それとマドリッドにあるカルロス三世保健研究所の合同研究により発表され、下記のような効果があるとわかったそうです。

それによると注目すべき効能が3つあります。①老化の原因となる活性酸素の発生を抑制　②コレステロール・中性脂肪を減少させる　③動脈硬化の軽減つまり、飲み過ぎとおつまみに気をつければ体に良い飲み物なのです。

フライドポテトは、子供たちに大人気の食べ物で、ビールのおつまみにも合うと薦《すす》めるビール会社もあります。ポテトフライやフレンチフライとも呼ばれています。もとのジャガイモの栄養価は、ビタミンCが比較的多く含まれていて、熱にも強いので風邪予防や美容効果が期待できます。ジャガイモのビタミンCはでんぷんに守られているため、加熱しても失われにくいのがポイントです。また余分なナトリウムを排出させる作用のあるカリウムが豊富で、高血圧予防に良いとされます。

皮には抗酸化作用があるといわれているポリフェノールの一種「クロロゲン酸」が含まれているので、皮ごと食べるとガン予防に効果が期待できます。ただし、ジャガイモの芽や緑色に変色した皮には「ソラニン」という毒素が含まれていますので、調理する際にはきちんと取り除くようにしましょう。ソラニンを多く摂取すると下痢や腹痛、吐き気などの中毒症状が起こります。

ジャガイモは100g73kcalですが、フライドポテトは237kcalと高カロリーになります。フライドポテトのほうが、ビタミンE、ビタミンK、ビタミンB_1、葉酸、ビタミンCに脂肪がプラスされています。

ビール＋フライドポテトの食べ合わせは、ビールは100ml40〜45kcalですが、1杯400〜500mlのジョッキで飲むため高カロリーとなり、さらに高カロリーのフライドポテトでは、吸収も良いので太ること間違いなしです。

同様に、日本酒（1合）216kcal＋お茶漬け244kcalや、パスタ（ミートスパゲティの場合）607kcal＋ケーキ378kcalも高カロリーになるので、太ります。

肥満を防ぐ

黒酢＋ショウガ……ダイエットのダブル効果

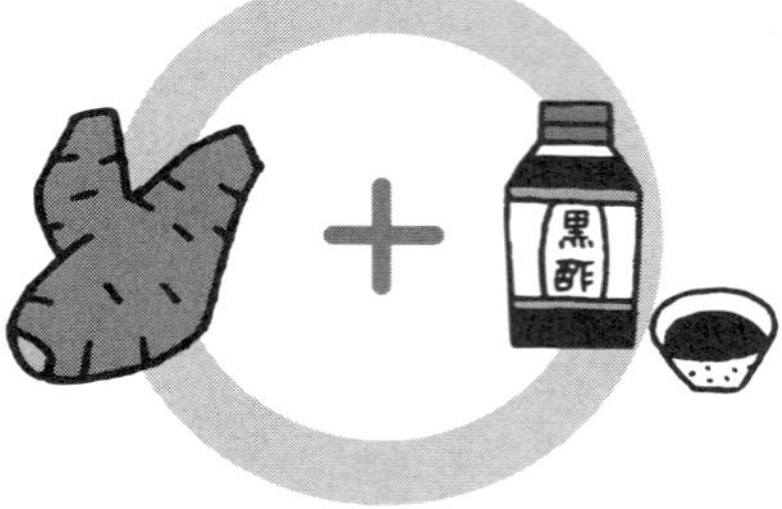

酢の起源は紀元前５０００年のバビロニアでの記録だとされています。黒酢とは米酢の一種で、玄米または大麦を１〜３年ほどかけて発酵・熟成させた酢のことです。中国から伝来し、日本では江戸時代の後期あたりから、鹿児島県福山町で作られるようになりました。

黒酢には強い抗酸化作用があります。とくに黒酢の抗酸化作用は他の酢と比較しても大きいことが知られています。抗酸化作用とは、活性酸素による体の酸化防止をする作用のことで、体に悪影響を及ぼす活性酸素から私たちの体を守ってくれるのが、黒酢の強力な抗酸化作用というわけです。他にも人間に必要な8種類の必須アミノ酸が含まれ、さらにクエン酸をはじめとする有機酸も豊富に含まれています。これらの成分には、血栓を除去し血液をサラサラにする効果があります。この血液サラサラ効果により、高血圧や動脈硬化などの生活習慣病を予防・改善することができます。

黒酢でダイエットを試みる方も多いようです。黒酢にはアミノ酸が豊富に含まれています。クエン酸サイクルとアミノ酸の脂肪燃焼効果によるダイエット効果のダブルパワーを期待できます。

一方、ショウガには独特の刺激を持つ香りや風味があります。ショウガに含まれる成分には、皮のすぐ下の部分から抽出される精油に含まれる成分と、ショウガのでんぷん質に含まれる成分があります。でんぷん質に含まれる成分には独特の香りや風味のある「オレオレジン」という成分があり、オレオレジンの中には、殺菌作用や抗酸化作用のある「ショウガオール」や「ジンゲロール」という成分が含まれています。

精油にはジンギベレン、ボルネオール、ファルネセンなど30種類以上の成分が含まれています。代表的なものには、クルクミンやリモネンがあります。精油に含まれる成分はショウガの皮のすぐ下にあるため、皮をむいたショウガには含まれていないことが多くあります。乾燥させてしまうと、精油に含まれる成分の多くは化学変化し、他の成分に変わってしまったりなくなってしまったりすることもあります。とくにショウガ独特の爽《さわ》やかな香りは失われやすいため、乾燥ショウガの香りは弱いものがほとんどです。

昔からショウガは風邪を予防する効果や体を温める効果など、いろいろな効能があるといわれ、料理や保存食として使われてきました。新陳代謝を活発にもしてくれるため、ダイエットに利用されることもあります。また、食べるだけではなく外から塗ったり貼ったりすることで咳を和《やわ》らげるためにも使われてきました。また、ショウガは体を温めてくれる効果以外にも殺菌作用や食欲増進の効果もあります。

血液をサラサラにし、脂肪を燃焼する黒酢と、新陳代謝を活発にするショウガの食べ合わせで、まさにダイエットのダブル効果が期待できます。

グレープフルーツ＋紅茶、昆布＋えのき茸でダイエット！

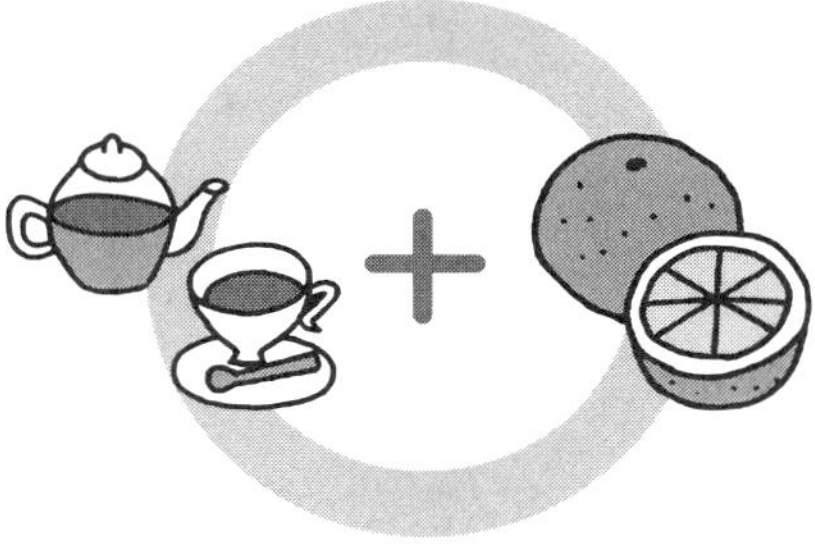

黒酢＋ショウガ以外にも肥満を防ぐ食べ合わせはいろいろありますが、代謝を活発にするという点でおすすめなのが、グレープフルーツと紅茶です。グレープフルーツのクエン酸と紅茶のカフェインがエネルギー代謝を活発にするので、ダイエット効果が得られます。グレープフルーツの香り成分、ヌートカトンをかぐだけでもダイエット効果があるとされています。

もう一つはなんといっても低カロリー。そこでおすすめしたいのが昆布とえのき茸。昆布は1回の使用量10センチ角で14kcal、えのき茸は100gで22kcalと、どちらも超低カロリーなので、太る心配なしです。

貧血になる

コーヒー＋レバー……せっかくの増血効果が台無しに

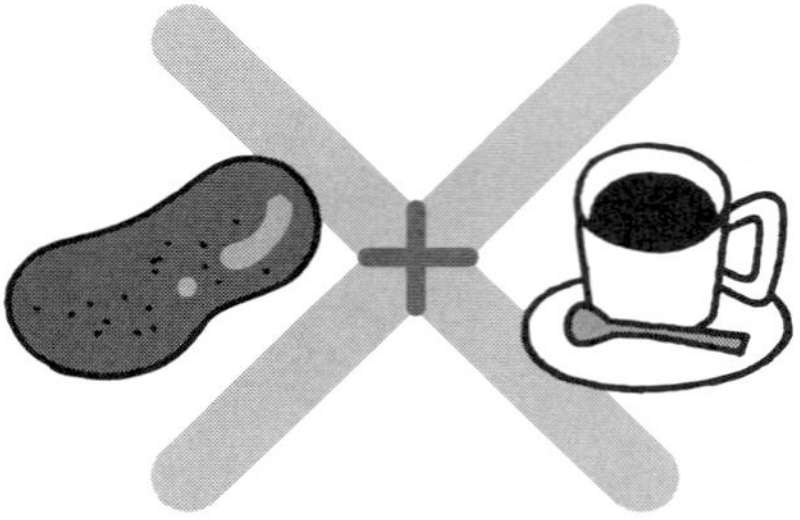

コーヒーは昔からさまざまな薬として利用されてきました。約9万人を対象にした厚生労働省の研究によると、1日5杯以上飲む人はほとんど飲まない人より肝臓ガンの発生率が1／4まで低下したという結果が出ました。飲酒による肝臓への負担を減らしたり、肝臓ガンを減らすと言われています。週5杯以上飲む人は、まったく飲まない人に比べて糖尿病になるリスクが0・61倍まで減少したという研究結果があります。1日3杯以上飲んでいる人は、あまり飲まない人に比べて結腸ガンになりにくいという調査結果もあります。

殺菌効果があるので、胃ガンの原因となるピロリ菌を殺して胃ガンの予防に役立つともいわれています。善玉コレステロールを増やす働きがあるということも明らかになり、血液中のコレステロール値を下げ、動脈硬化を予防します。

コーヒー成分のカフェインや抗酸化物質のクロロゲン酸は糖尿病予防になり、血糖値の上昇を抑え、血糖値を下げるインスリンの効果を上げます。肝臓に働きかけて体内の代謝を活発にさせる利尿作用の効果もあります。胃液の分泌を促進し、脂肪分解を加速させ、血圧を高めたり、脈拍を速めて運動量を上げ、カロリー消費を高め、ダイエット効果もあります。カフェインは脳や体の動きをスムーズにし、疲労回復や目覚ましに効果もあります。

レバーは牛・豚・鶏の肝臓で体の中でも栄養の宝庫と言われています。栄養価として、まず挙げられるのが鉄分で、豚なら100g中13mg、牛のレバーなら100g当たり4mg、鶏なら100g中9mgと、それぞれ他の部位に比べると格段に多いのが特徴です。ビタミンAやB群、Cも豊富で、低カロリーです。造血に関わる葉酸やビタミンB_{12}や鉄の利用を高める銅が豊富なことから貧血予防の働きも大いに期待できます。普通の人でも1日に約1mg

の鉄分が失われていますが、レバーをはじめ動物性食品に豊富な鉄分は、筋肉中の赤い色素・ミオグロビンに含まれ、ヘム鉄といって大変吸収の良いのが特長です。その吸収率は、野菜などの非ヘム鉄の4～7倍ともいわれています。さらに、その良質なタンパク質が弱った肝臓の細胞を再生する、強肝食品の代表としてよく知られています。

そのほか、ビタミンA、B_1、B_2、B_6、同じくB群の仲間であるナイアシンが豊富です。ビタミンAはニンジンの実に10倍といわれ、皮膚や粘膜の健康、眼精疲労の解消にも効果がありますが、動物性のビタミンAは蓄積されるので、適量を摂りましょう。牛レバーには、抗酸化作用のあるビタミン様成分のパンガミン酸が含まれます。

せっかく貧血予防効果のあるレバーなのですが、コーヒーと食べ合わせると、コーヒーに含まれるタンニン（ココアの次に多い）が、レバーの鉄分の吸収を妨げてしまい、貧血予防効果がなくなってしまいます。体のためにとレバーを食べることが無駄にならないように、コーヒーと一緒は避けましょう。

紅茶＋カレー、緑茶＋ひじき……鉄分の吸収を抑えてしまう

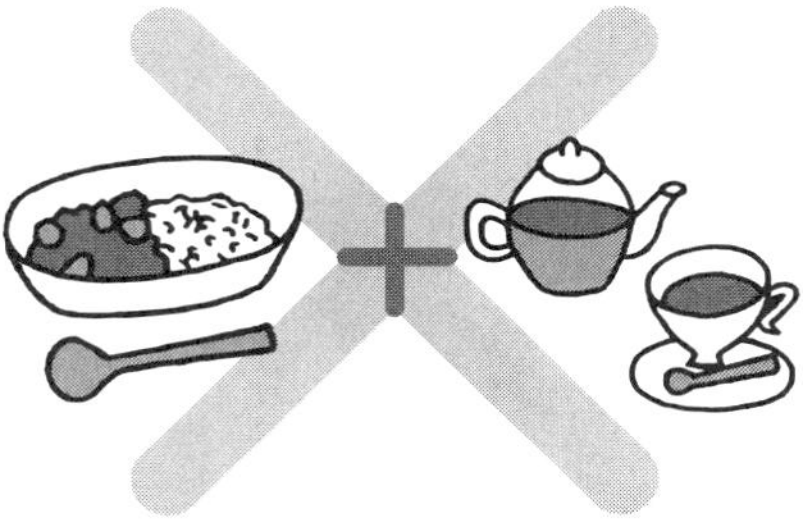

貧血予防効果のある鉄分をたくさん含んでいるのに、タンニンが吸収を妨げてしまうというもったいない食べ合わせの例はまだあります。

カレーにはたくさんの香辛料が使われ、カレー粉には鉄分が豊富に含まれています。でも紅茶を飲みながら食べると、紅茶のタンニンが鉄分の吸収を妨げてしまいます。

和食の小鉢として重宝なひじきも鉄分を多く含んでいます。ところが緑茶のタンニンがひじきの鉄分の吸収を妨げてしまいます。

このように、体に良い成分が無駄にならないように、食材同士の食べ合わせだけでなく、飲み物との相性も考えておきたいものです。

貧血を防ぐ

ホウレンソウ＋かつお節……おひたしには必ずふりかけて

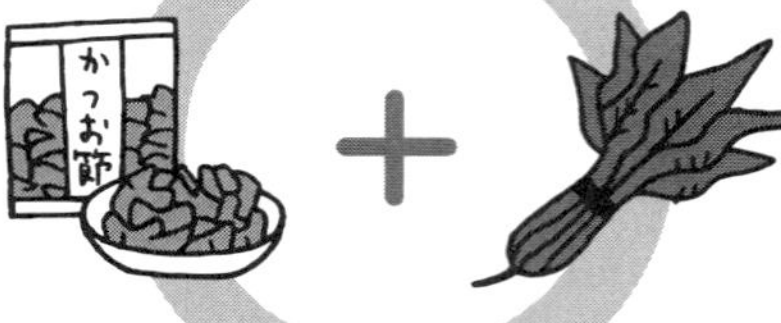

貧血とは、体内の各臓器や組織に酸素を供給する血液中のヘモグロビンが減少して、体内が酸欠状態になっていることです。血液は血漿《けっしょう》と呼ばれる「液体成分」と、赤血球・白血球・血小板という「血球成分」から構成されています。

血液の中で酸素を運搬している赤血球中の色素をヘモグロビンといい、赤血球が作られるためには、鉄とタンパク質が必要となります。鉄分が不足すると、このヘモグロビンが作られなくなり、その結果、体に酸素が行き渡らなくなってさまざまな貧血症状が起きます。

貧血の大部分は体内の鉄分の不足によるもので、これを「鉄欠乏性貧血」といい、女性に多くみられます。とくに無理なダイエットや偏食などによる若い女性の貧血が5人に1人となっています。鉄分の不足は食事で補えますので、貧血を予防するためには、不摂生な食習慣を改め、鉄分や良質のタンパク質を多く含む食品を積極的に摂るようにしましょう。タンパク質不足は、赤血球を作る能力を低下させます。食事の際はよくかんで、ゆっくり食べること。胃酸が分泌され、鉄などの消化・吸収が高まります。多食・過食にも注意してください。胃腸に負担がかかると、消化・吸収能力が低下してしまいます。

鉄分を効率よく摂る食べ合わせが　レバーとレモンです。レバーに多く含まれている鉄分の吸収を、レモンのビタミンCが高めます。また、ホウレンソウの鉄分の吸収をかつお節に多く含まれるタンパク質が高めるので、おひたしにかつお節をふりかけるのは理にかなっていますね。

前項で述べましたがコーヒー、紅茶や緑茶などに含まれるタンニンは鉄分の吸収を悪くするので、鉄分の多い料理を食べる前後1時間は控えるようにしましょう。

高血圧になる

干物＋つくだ煮……塩分の摂り過ぎで血圧上昇

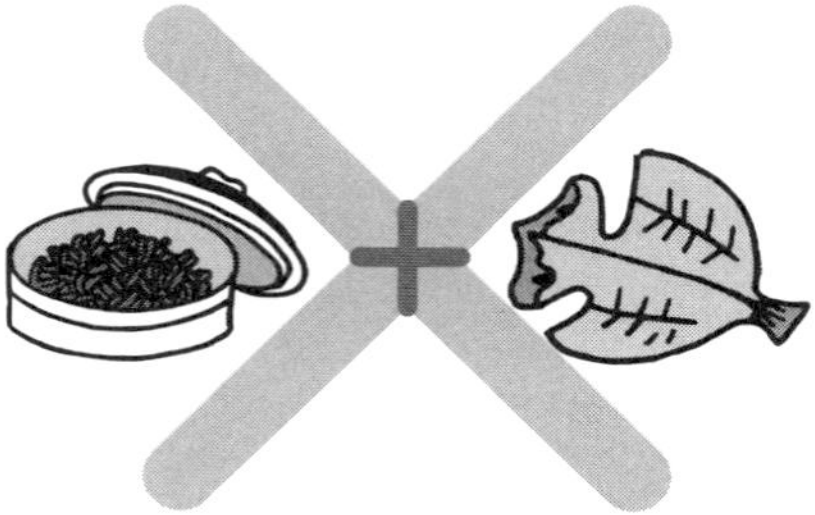

朝の食卓の定番といえばアジの干物。干物は縄文時代から培《つちか》ってきた日本人に馴染《なじ》みの食べ物で、現在は残念ながら品質の劣化、またハエの飛来や土ぼこり等の衛生的観点から、ほとんどが機械による冷風乾燥処理がなされていますが、太陽のエネルギーをいっぱいもらっている天日干しの干物に勝るものはないでしょう。天日干しは開いた面にできる膜が分厚く、そこに旨味が凝縮されているので、かめばかむほど美味しく感じます。

干物は細菌の働きなどにより、タンパク質が分解されてアミノ酸になると、旨味が増します。また、干物にすると生より栄養価も上がります。生アジは100g中にタンパク質20mg、脂肪27mgですが、干物にするとそれぞれ43mg、59mgと2倍以上に増加します。魚の脂肪にはEPA（エイコサペンタエン酸）やDHA（ドコサヘキサエン酸）という不飽和脂肪酸が多量に含まれ、これらは脳を活性化させ、血中コレステロール値を下げる優れものなのです。また、視力回復や皮膚の成長などをつかさどるビタミンAやエネルギーを生み出すビタミンB群のビタミンB_1、ビタミンB_2、ビタミンB_6、ナイアシンも大量に含まれています。食べごろは製造日の翌日ですが、すぐに食べないときはそのまま冷凍保存すれば30日間保存可能です。

つくだ煮は、江戸時代大阪の漁師たちが小魚類を煮ていたものが、江戸へ伝わったといわれています。似たような種類では、甘露煮や時雨煮《しぐれ》、飴煮がありますす。甘露煮は照りが現れるように手を加えたもので、たくさんの飴と醤油を混ぜて煮詰めたものです。時雨煮は、貝類を主原料にしており、これに味醂《みりん》や砂糖、ショウガ、山椒、醤油などを添加して煮詰めたもの。飴煮は、酒や味醂、醤油を混ぜて煮詰めてから、これに水あめを添加して再度煮詰めたものです。

つくだ煮の栄養価は鉄やカルシウム、ナトリウムなどがあります。鉄はおよそ4g程度で、このうち7割程度はミオグロビンやヘモグロビンの構成成分になっています。ヘモグロビンは赤血球を構成しており、ミオグロビンは筋肉内に存在していますが、これらの鉄は機能鉄といわれ、肺から吸収した酸素を体の各組織に供給する重要な役目を持っているといわれています。鉄はエネルギー代謝にも関わっており、酵素の構成成分にもなっています。カルシウムは骨代謝に関わっています。骨の内部では骨形成といわれる新たな骨を作る行為と、骨吸収といわれるいらなくなった骨を破壊する行為が何度も生じていて、この行為にカルシウムが重要な役割を担っているのです。ミネラルの中ではいちばん体内に多く存在していて、筋肉収縮や血液凝固、神経興奮の抑制などに関わっています。骨粗鬆症予防や子供の発育を促進したりします。

ただし、干物とつくだ煮は、どちらも高塩分食であるために血圧が高くなる可能性がありますので、食べ合わせは避けましょう。同じ高塩分食であるという理由で、塩から＋漬物、カマボコ＋タラコの食べ合わせも避けてください。

塩から＋漬物

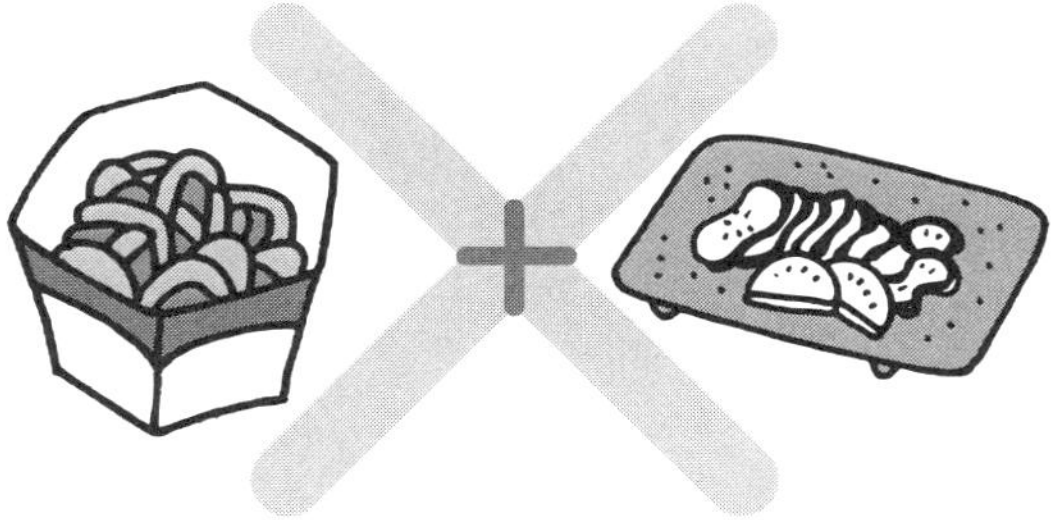

カマボコ＋タラコ

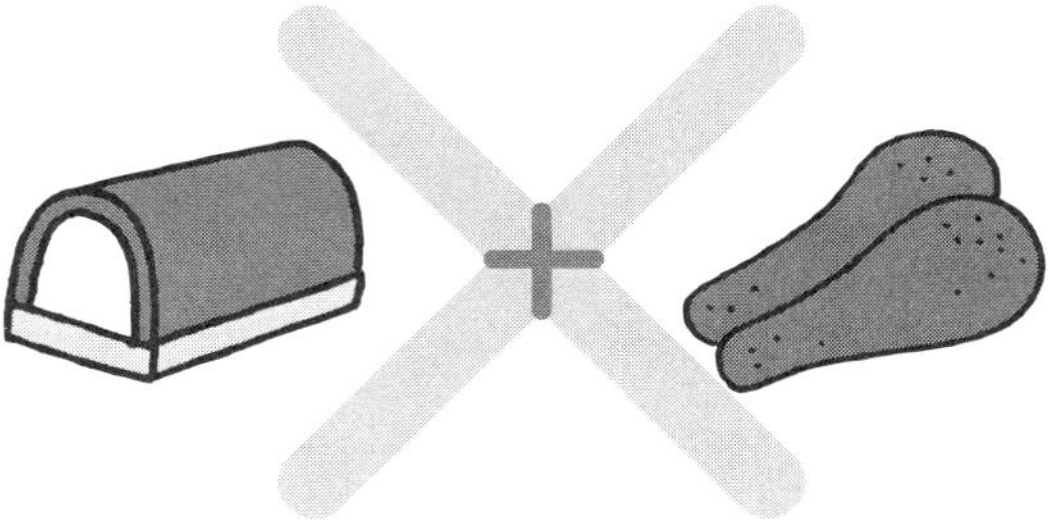

高血圧を予防する

昆布＋セロリ……カリウムと食物繊維で血圧降下作用

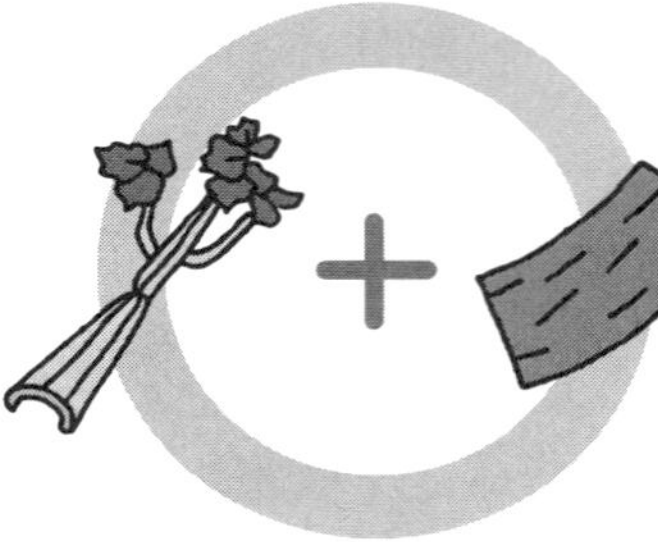

昆布には体に良い栄養素がたくさん含まれています。まず、血圧を下げる働きのあるラミニンというアミノ酸が含まれています。また、昆布のヌルヌル成分であるアルギン酸が高血圧の予防になるという研究もあります。アルギン酸は塩分の摂り過ぎを抑えてくれるということです。カリウムも多く、肝臓からナトリウムを尿中に追い出す働きもあります。多く含まれているマグネシウムにも、ナトリウムを細胞の外に出して高血圧を防止する効果があります。マグネシウムはストレスが多くなると減りやすく、昆布で補充することによ

って心筋梗塞や脳卒中の予防にもなるといわれています。昆布に多く含まれることで有名なヨウ素は、体の細胞の新陳代謝を促進するホルモンの主な原料で、皮膚に潤いや張りを与えて肌を健康にします。血液中の酸素を運ぶヘモグロビンに必要な鉄分も多く含み、貧血を改善し顔色を良くする効果もあります。

昆布には食物繊維も多く、高血圧に悪影響を及ぼすナトリウムを、腸管の中で吸着して対外に排出する働きがあります。食物繊維は腸の運動を盛んにする作用もあり、それによって便秘を防ぐとともに、口から入る発ガン物質等も腸内のコレステロール、糖分、塩分とともに腸から排出してしまう効用があります。動物性脂肪の摂り過ぎは、大腸ガンを引き起こすと言われています。食習慣の欧米化した日本において、大腸ガンの増加を抑えるためにも、多くの食物繊維を摂る必要があります。その他、鉄分やカルシウムなども豊富に含んでいる栄養食品でありながら、低カロリーという理想的なダイエット食品です。昆布は栄養バランスが良く美容にも効果的といえます。

セロリは古代ローマ・ギリシャでは整腸作用や強壮剤として使われていました。中国でも古くから漢方薬として多くの症状に使われていますが、この中でも、血圧降下作用は高い注目を集めています。漢方では、高血圧の治療は血圧を下げるというものだけでなく、まず血圧を上げている原因を見極め、正していくことが重要視されています。セロリのジュースは、高血圧でも頭が張るような感じの頭痛がしたり、顔面の紅潮、精神の興奮しやすい人にとくに効果があるとされています。毎日続けて飲むと、血圧低下とともに、自覚症状も軽減していきます。また、セロリの止血作用により、高血圧が進行した脳卒中を予防する効果も期待できます。セロリのジュースは、根と葉を除いた新鮮なセロリ200gくらいをきれいに洗い、食物繊維も利用したいのでジューサーでなく、ミキサーにかけます。これを1日2回に分けて飲みます。ハチミツなどを入れるとさらに飲みやすくなります。セロリの食物繊維と塩分を排出するカリウムの血圧降下作用があり、高血圧予防となります。

昆布とセロリの食べ合わせは、両方に含まれるカリウムと食物繊維とで高血圧予防効果が得られます。また、セロリと食物繊維の多いモヤシの食べ合わせも効果的です。他には、カリウムをたっぷり含むリンゴと食物繊維の多いアズキとの食べ合わせもおすすめです。

セロリ＋モヤシ

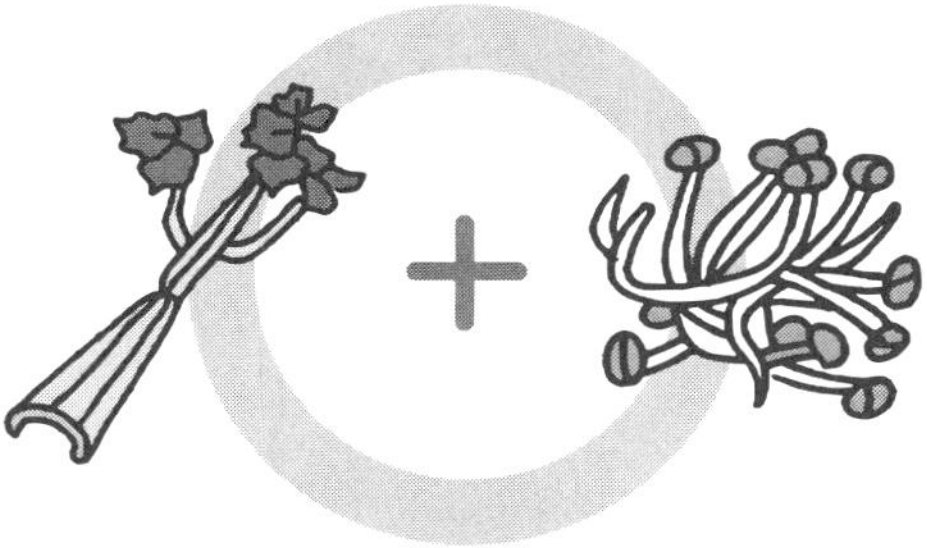

アズキ＋リンゴ

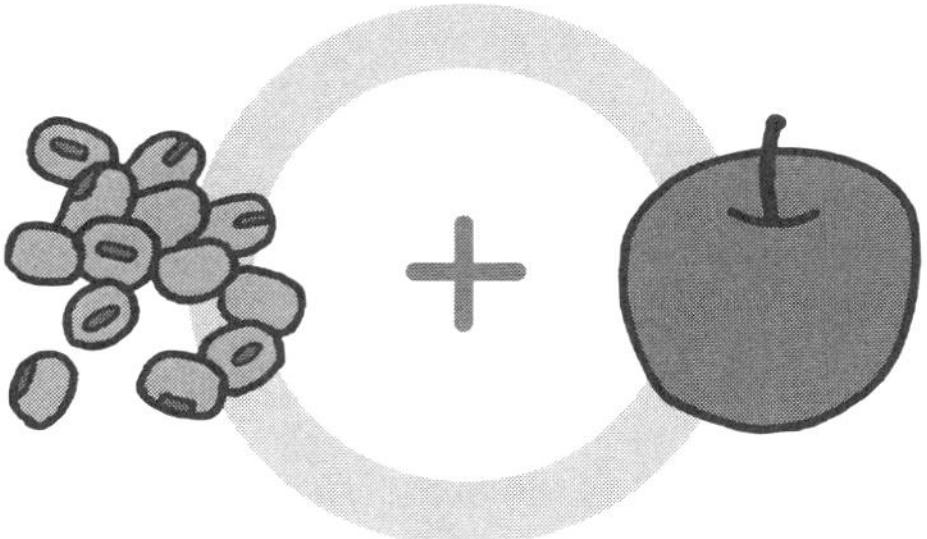

コレステロール値を高める

すじこ＋レバー……高コレステロールの双璧

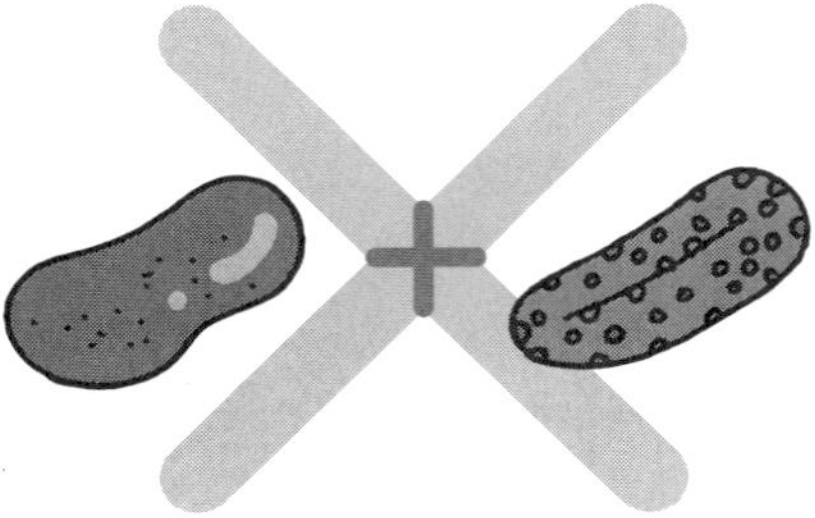

すじこはサケの卵で、魚卵の代表格ともいえる存在です。すじこは卵巣に入ったままの状態で、卵巣から出してバラバラにしたイクラは鮨ネタのトップクラスの人気。とくに小さな子供は大好きなネタです。イクラは塩漬けや醬油漬けで食べるのが一般的ですが、すじこもほとんどが塩漬けで売られています。すじこを一口大に切ってごはんに乗せて食べるのが大好き、イクラよりも好きというファンも多いです。また、塩漬けしてない生すじこも出回っていて、その場合はわざわざ「生すじこ」と書かれているでしょう。

すじこは栄養的にはビタミンAやB_1、B_2、さらにビタミンDやビタミンEを豊富に含むなど、体に良いとされる成分は少なくありません。皮膚や粘膜を強化するビタミンAとエネルギー代謝を助けるビタミンB群、抗酸化作用のあるビタミンEとカルシウムとその吸収を助けるビタミンDと、すべて人間の体に必要な成分ばかりです。ストレスに強くなるパントテン酸も含まれ、さらには貧血予防に良いビタミンB_{12}と葉酸が多いのも女性にとってはとくにうれしいことです。

ただし、これがいちばん気になる点なのですが、コレステロール値が100g中510mg（1日の必要量330～500mg）と高いのです。中性脂肪を下げ、脳細胞を活性化する働きのあるEPAやDHAを含みますので、思うほどには心配はいりませんが、やはり食べ過ぎは要注意です。

美味しいすじこの選び方は、袋にハリとツヤとがあり、粒が揃《そろ》っているものが良いとされています。

レバーは内臓の中で最も軟らかく、栄養がたっぷり含まれている部位で、貧血予防、眼精疲労緩和、肝機能強化、疲労回復、皮膚病、アレルギー予防効果がある効率の良い健康食材です。牛レバーには、抗酸化作用のあるビタミン様成分のパンガミン酸が含まれます。レバーのコレステロール値は、鶏肉がいちばん少なく、次に、豚肉、牛肉の順になります。

すじことレバーの食べ合わせは、すじこが100g当たり510mg、比較的コレステロールが少ない鶏レバーの場合でも370mgと値が高いことで、高血圧や心筋梗塞や動脈硬化が心配されます。

このようにコレステロールが高いもの同士の食べ合わせで避けるべきものとしては、桜エビ+ピータン、鶏皮+チーズがあります。

乾物の桜エビも、ピータンなどの卵類も、どちらもコレステロールが多い組み合わせです。また、鶏肉は肉類の中では低コレステロールなのですが、鶏皮はコレステロールが多く、チーズもコレステロールを含んでいます。どちらもコレステロールが多い食材をダブルで食べることになり、明らかにコレステロール過多になります。

桜エビ＋ピータン

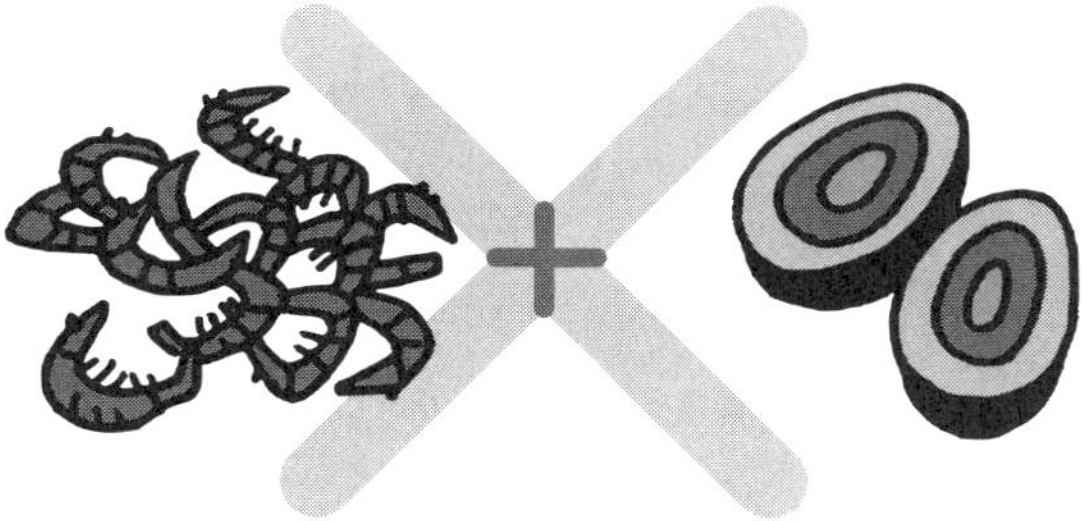

鶏皮＋チーズ

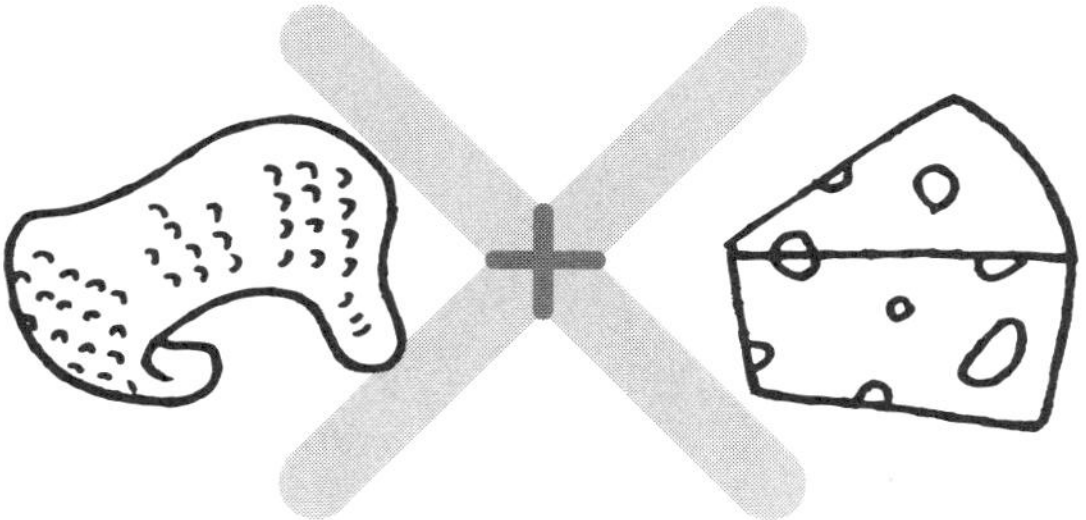

コレステロール値を下げる

ワカメ＋リンゴ……水溶性食物繊維のダブル効果

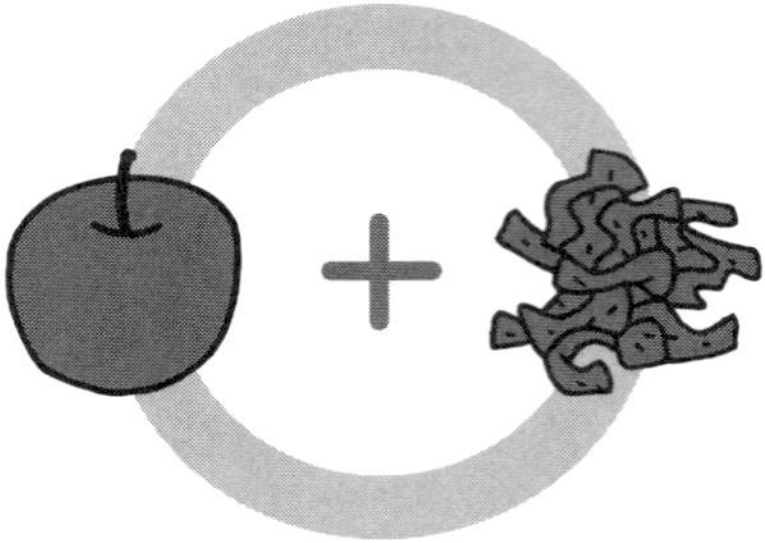

コレステロールは嫌われ者ですが、コレステロールそのものが悪いわけではありません。コレステロールには善玉コレステロールと悪玉コレステロールがあります。

善玉コレステロールのＨＤＬコレステロールは、血管壁にこびりついたコレステロールを肝臓まで運ぶ働きをします。悪玉コレステロールと呼ばれるＬＤＬコレステロールは、細胞内に取り込まれなかった余分なコレステロールを血管内に放置することで動脈硬化を引き起こすために悪玉と呼ばれます。一般にコレステロール値が高いといわれるのは、ＬＤＬのことをいいます。

そのために悪玉コレステロールのＬＤＬコレステロール値は高すぎてはいけません。ＬＤＬコレステロール値の高い方は脂肪を多く含む食品の摂取に注意が必要ですが、脂肪の中でも飽和脂肪酸を多く含む肉の食べ過ぎに気をつけることが大切です。

ＬＤＬコレステロール値を下げる効果があるのが、血管中のコレステロールを取り除く働きをする食物繊維です。

食物繊維には、水に溶ける水溶性と水に溶けない不溶性とがあります。水溶性は粘りがあって、胃腸内をゆっくり移動するので、お腹がすきにくく食べ過ぎを防ぎます。大腸内で分解・発酵するとビフィズス菌などが増えて腸内環境が良くなり整腸効果があります。不溶性は、胃や腸で水分を吸収して大きく膨らみ、腸を刺激して蠕動《ぜんどう》運動を活発にし、便通を促進します。

コレステロール値を下げるには水溶性の食物繊維を多く摂ることが効果的です。

ワカメは水溶性食物繊維であるアルギン酸を多く含み、高血圧を予防したりコレステロール値を下げる効果があり、リンゴの水溶性食物繊維であるペクチンにもコレステロール値低下作用があります。これら水溶性食物繊維をタブルで摂ることでコレステロール値を下げる効果を高めます。

この他に、ブロッコリーやキャベツなどアブラナ科の野菜に含まれる天然アミノ酸S－メチルシステインスルホキシドにもコレステロール値を下げる効果があるといわれています。また、オリーブオイルに多く含まれるオレイン酸はＬＤＬコレステロール値を下げ、ＨＤＬコレステロールを減らさないといううれしい特長があるため、ＬＤＬコレステロール値の高い方は、調理にオリーブオイルを使うことをおすすめします。

ビタミンＥにも、抗酸化作用があるためＬＤＬコレステロールの酸化を防ぐ働きがあります。アーモンド、ウナギ、アボカド、カボチャなどがビタミンＥを多く含む代表的な食材です。ただし、ビタミンＥは脂溶性ですから、摂り過ぎると下痢などの原因にもなるので適量（成人１日あたり８ｍｇ）を超えないように心がけましょう。

サンマに含まれるＤＨＡ、ＥＰＡと、シイタケに含まれるエリタデニンという物質にもコレステロール低下作用があるので、この食べ合わせも効果的です。

ブロッコリー＋オリーブオイル

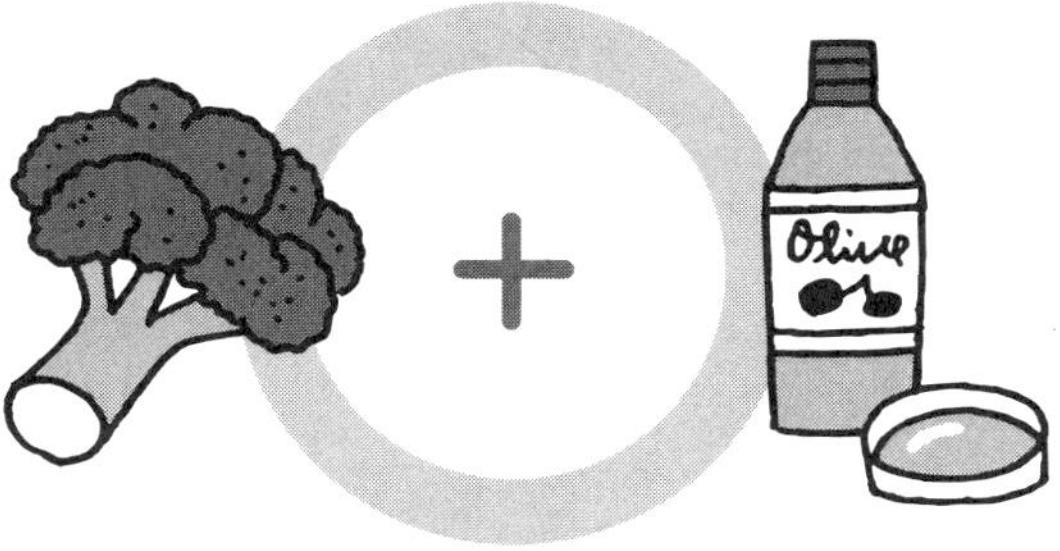

サンマ＋シイタケ

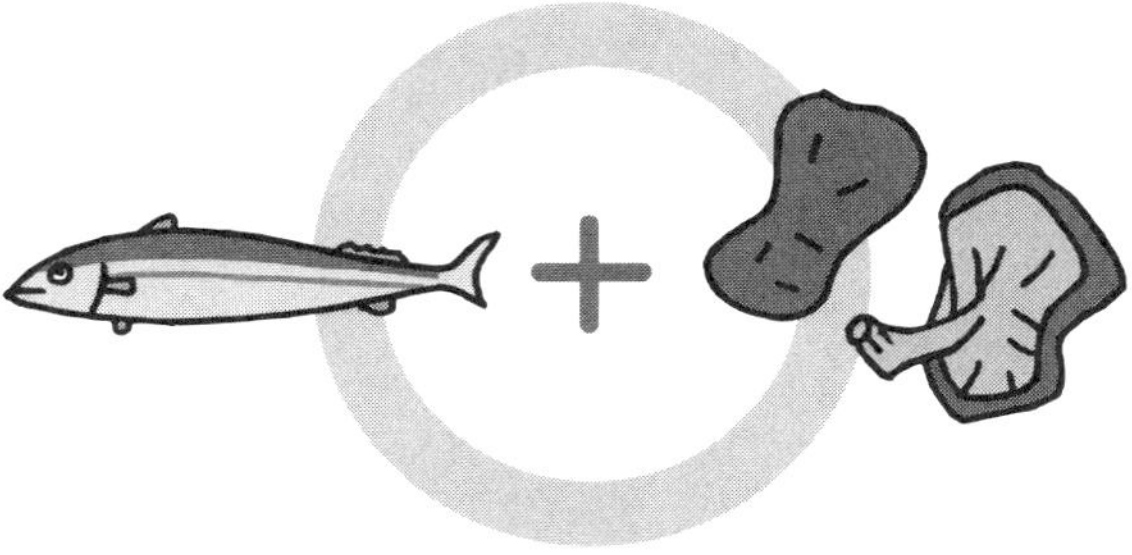

血液がドロドロになる

豚肉角煮＋ショートケーキ……血が汚れる、血管が詰まる

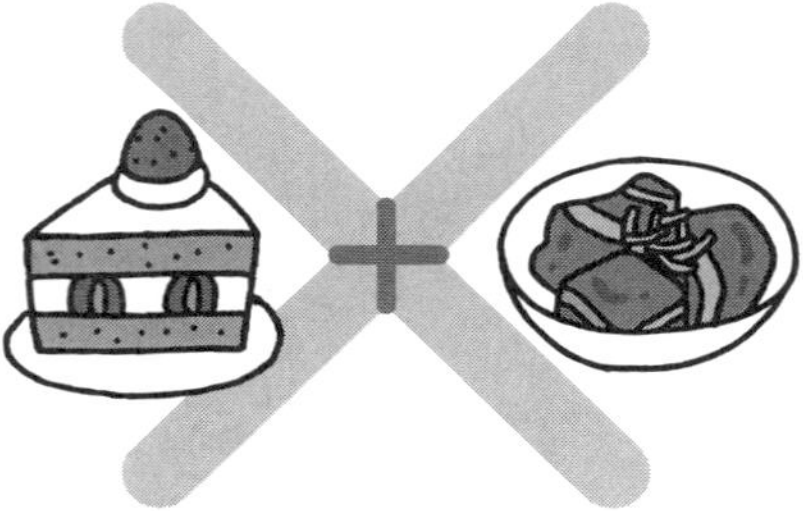

豚肉の角煮は若い人に人気のメニューの一つです。普通は豚のバラ肉を使用します。１人分豚バラ肉１３０ｇで調味料等を入れて５６０ｋｃａｌとなります。

豚バラ肉の栄養価は、タンパク質、脂肪、ビタミンB_1、ナイアシン、パントテン酸などのビタミンB群、ミネラルの亜鉛を含みます。疲労回復効果があるビタミンB_1が多いのが豚肉の特徴ですが、脂肪が多く１００ｇ中40ｇもあります。脂肪は血管を詰まらせます。

血液がドロドロになると血液が粘り気を増し、

血管の中を流れにくくなります。そのため、体に酸素や栄養を運ぶ毛細血管を傷つけたり、ふさいでしまう原因となるとともに、太い血管にも脂肪やコレステロール、カルシウムなどが付着しやすくなり、血管全体が狭くなってしまいます。

これらが原因で、血流が悪くなるため、全身に血を送るためにはそれだけ血圧が高くなり血管に負担を与えます。また、血流が悪くなることで、体内に酸素不足や栄養不足が起きます。この結果、体がだるい、目まいがするなどの症状が出やすくなります。

このような血液ドロドロのままにしておくと、血栓ができたり、脳梗塞や動脈硬化などの重大な病気を引き起こすことになります。

ショートケーキは、一般的にはスポンジケーキの土台に、ホイップクリームをトッピングして、イチゴを飾り付けたものです。原料は小麦粉、砂糖、鶏卵、バター、生クリーム、イチゴ、バニラエッセンスなどです。イチゴを使わないものは、使用する果物の名前を付けたショートケーキとなります。名前の由来は、短時間で作れる「ショートタイム」から来ているとか、アメリカのショートケーキをヒントに作られたケーキです。

小麦粉と卵と砂糖で作られたショートケーキのスポンジの台は、糖質とタンパク質が主ですが、トッピングに欠かせない生クリームは乳脂肪分18％以上のものと定められていて、牛乳から作られ、成分は牛乳と同じくカルシウムや、ビタミンA、ビタミンD、ビタミンE、ビタミンKなども豊富です。１００g中約45％が脂肪分という商品もあり、高カロリー、高脂肪食品です。これに対してホイップクリームは、乳脂肪分は生クリーム以下、植物性油脂が主成分で、高価な生クリームの代替品です。

豚肉角煮とショートケーキの食べ合わせ、いかがですか。豚肉角煮の飽和脂肪酸は、人間の体内でドロドロ状態となり血管を詰まらせます。ショートケーキの生クリームは、コレステロールとして血管をドロドロにしてしまいます。

この他に、イクラとアイスクリームの食べ合わせも注意しましょう。イクラはコレステロール値が高く、アイスクリームの不飽和脂肪酸と合わせることで血液を濁らせてしまう恐れがあります。また食卓でよくあるハムと卵の組み合わせも、ハムは不飽和脂肪酸が多く、卵はコレステロールが多いので、血液をドロドロにさせてしまうことになります。

イクラ＋アイスクリーム

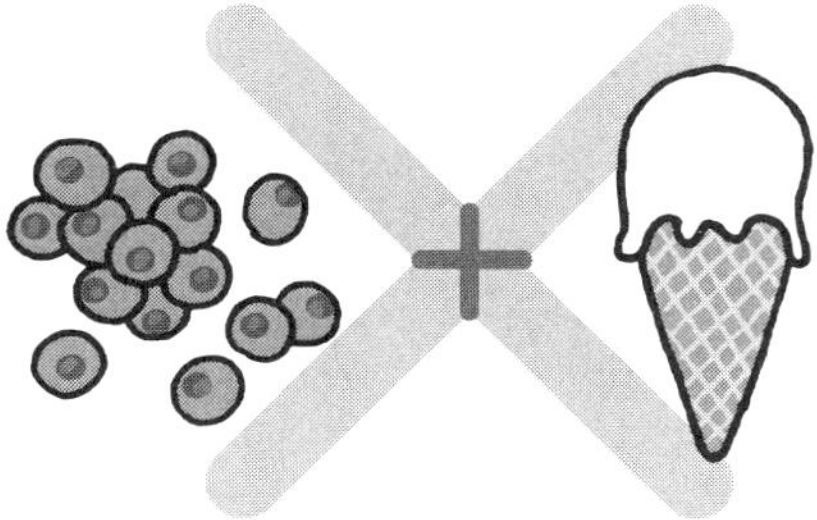

ハム＋卵

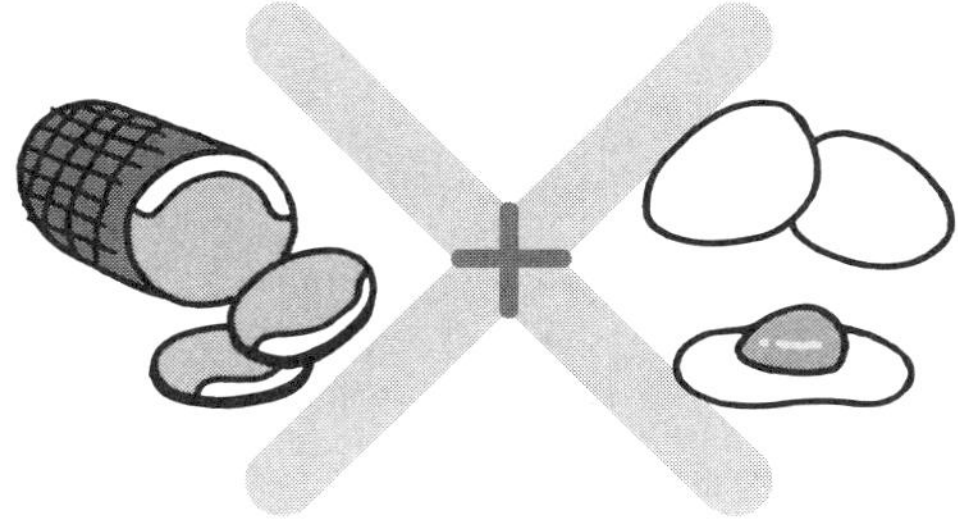

血液をサラサラにする

タマネギ＋豆乳……硫化アリルの働きでサラサラに

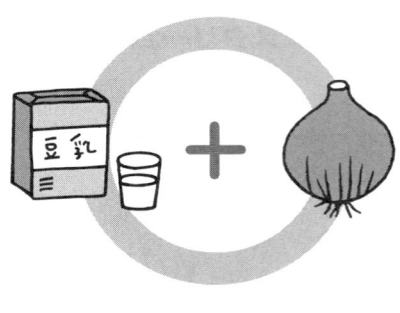

タマネギはニンニク、ネギの仲間で、西洋料理には欠かせない存在です。日本への伝来は明治時代に入ってからです。ユリ科の野菜で、ルーツはインドあるいは中央アジアとされています。

タマネギの栄養成分は、血栓を防ぐ効果のある硫化アリルの他にポリフェノールの一種のケルセチンを含んでいます。ケルセチンも血液をサラサラにする成分として知られています。他に旨味成分のジスルフィドを含みます。

タマネギは古くから糖尿病、高血圧、ガン予防、生理痛などを和らげるとされてきました。

タマネギを美味しく食べるには、これでもかこれでもかというくらいによく炒めることです。タマネギの辛みと刺激の正体は硫化アリルです。切れる包丁で切ると目にしみません。加熱すれば刺激はなくなります。旨味成分のジスルフィドは、加熱するとプロピルメルカプタンに変化し、砂糖の50倍も甘くなります。そこで、西洋料理ではタマネギは飴色になるまでよく炒めて甘みを出すのです。オニオンスープのタマネギは実に40分も炒めます。ホワイトソースやカレーもタマネギの美味しさが大いに効いているということです。

豆乳は大豆を原料とした飲み物です。タンパク質やイソフラボン、サポニン、レシチン、オリゴ糖、ビタミンE、カルシウム、カリウム、マグネシウムなどたくさんの栄養成分が含まれています。良質なタンパク質で、そのほとんどが水溶性です。不足すると神経が不安定になるビタミンB群が含まれています。ビタミンEは脂溶性で、脂肪の過酸化を防いで細胞膜を強化し、呼吸器や内臓を丈夫にします。また、血行を良くする作用もあるため、美肌づくりや肩こりに効果があるほか、ホルモンの分泌を盛んにして若返りを促します。豆乳に含まれている脂肪は不飽和脂肪酸であり、リノール酸やリノレン酸と呼ばれる「必須脂肪酸」で、血管に付着したコレステロールを減らす働きがあります。カリウムはナトリウムを排泄《はいせつ》させ、血圧を正常に保つ働きがあり、マグネシウムは心臓や血管、神経、ホルモン分泌臓器などの働きを調整します。レシチンは「リン脂質」と呼ばれ、油と水を乳化する作用があります。主に肝臓でも合成されていますが、年齢とともに作られる量が低下していきます。

また、レシチンを構成する成分の一つ「コリン」は脳の情報伝達物質（アセルコリン）の材料となるため、記憶力や集中力を高め、ボケ防止にも役立つとされています。たっぷりと含まれているオリゴ糖は腸内細菌（ビフィズス菌や乳酸菌など）の善玉菌を増やすことで免疫力を高め、腸壁を刺激して便通を良くする働きをします。

タマネギと豆乳の食べ合わせはタマネギの硫化アリルやケルセチンと豆乳のビタミンEには共に血液サラサラ効果があるので、血行が良くなり、コレステロールの心配もなく元気な体になります。この他におすすめなのが、ニラ＋ニンニク、ネギ＋ラッキョウです。どれも硫化アリルが含まれ、ともに血液をサラサラにして血栓を防ぐ働きがあります。

ニラ+ニンニク

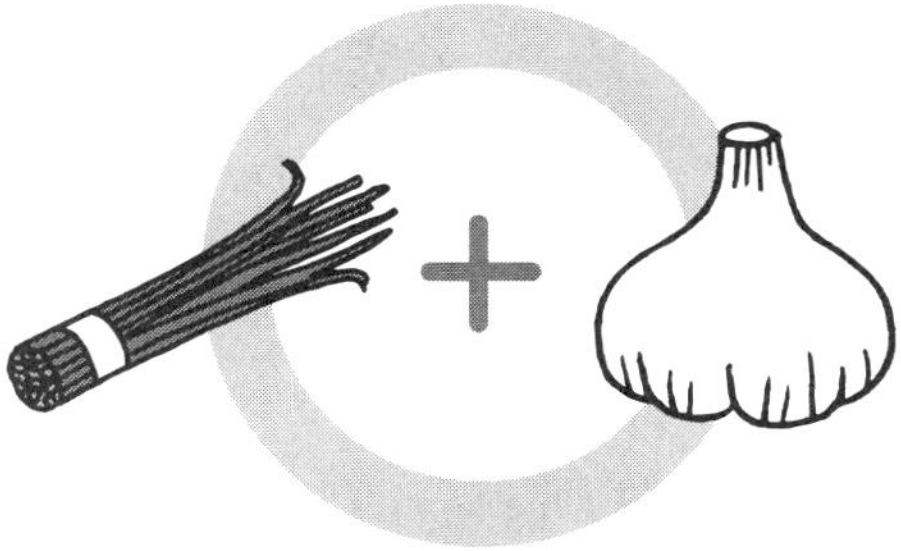

ネギ+ラッキョウ

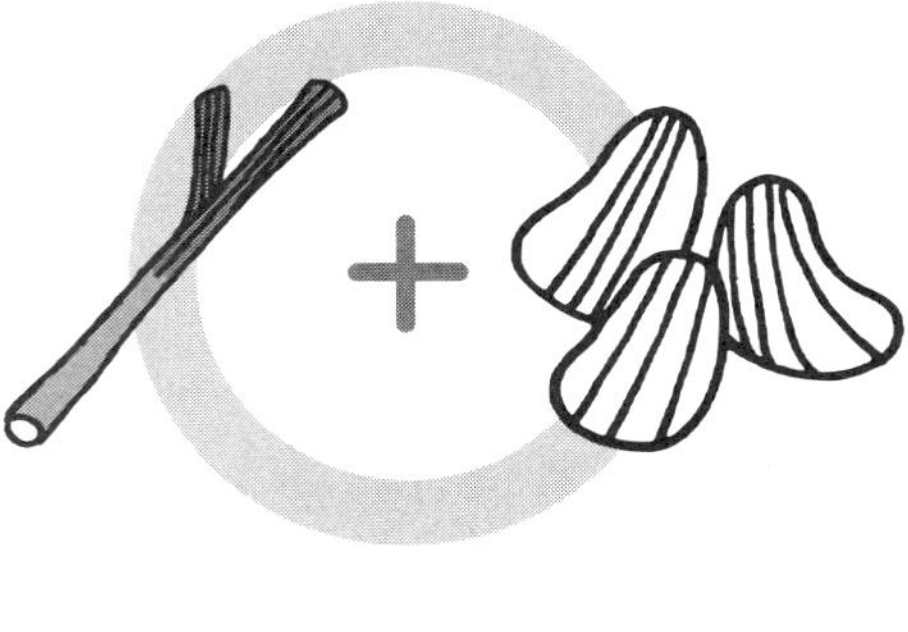

脳卒中を招く

バター＋塩鮭……塩分の過剰摂取に注意

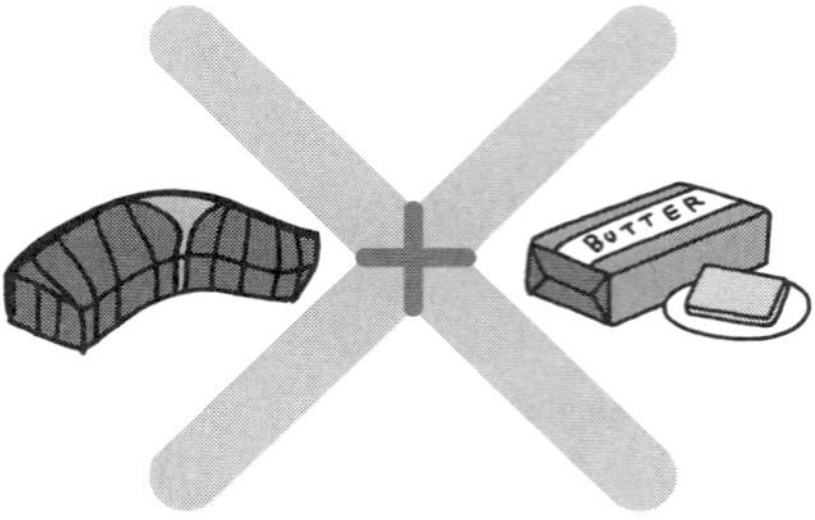

まずは脳卒中について、簡単にご説明します。

脳卒中を分類すると、脳梗塞、脳出血、クモ膜下出血があり、死亡率からいうと、クモ膜下出血が最も死亡率を上げている症状です。脳梗塞は、さらに脳血栓、脳塞栓に分かれますが、脳の神経細胞の損傷のことです。

脳出血は、動脈硬化で柔軟性をなくした血管が、高血圧によって破れることから、脳内に障害を起こすのです。クモ膜下出血は、脳を覆っているクモ膜内で脳内出血を起こしたものです。

その脳卒中を招く危険な食べ合わせの代表格

が、バターと塩鮭です。

バターは、主にエネルギー源として働きます。バターの栄養価は、ビタミンA、D、Eといったビタミンを豊富に含んでいます。中でもビタミンAは牛乳の13倍以上とたっぷりです。ビタミンAは、成長に欠かせない栄養素で、皮膚や粘膜を健康に保つ働きと深く関わっていて、吹き出物やニキビの予防にも効果があります。ビタミンDはカルシウムの吸収を助け、ビタミンEには老化を防ぐ効果もあり、皮膚の内側からみずみずしさを保つのに役立ちます。

ただし、バターは中性脂肪やコレステロールを増加させます。また塩分も多く含んでいます。従って動脈硬化の原因となり、心筋梗塞や脳卒中などの生活習慣病にもつながります。

サケは消化・吸収の良い良質なタンパク質に富み、脂肪分もEPA（エイコサペンタエン酸）やDHA（ドコサヘキサエン酸）が中心という不飽和脂肪酸に富むため、美味しいうえに健康に良い食品です。

サケに含まれるEPA、DHAは血中のコレステロールを抑えて血液の流れを良くし、動脈硬化や血栓、高血圧を予防します。DHAについてはさらに脳の細胞を活性化させ、ボケを予防する効果も指摘されています。

ほかにも、サケには栄養素を活発に働かせるビタミンB群や、カルシウムの骨への吸収を進めるビタミンDが豊富に含まれています。抗酸化の力で細胞を守るビタミンEの多いのも特長です。

サケの身の赤い色は、天然色素カロテノイドの一種のアスタキサンチンによるもので、この色素には体の中で有害な活性酸素を除去する働きがあります。活性酸素は細胞を酸化させ、正常な細胞をガン化させたり、老化を早めたり、有害な過酸化脂質を増やして動脈硬化を引き起こすなどの悪影響を与えますので、これを取り除くことは、まず、脳卒中を防ぎ、老化やボケ、ガンなどを防ぐことになります。

このように体に良い成分がたくさん含まれているのですが、ふだん焼いて食べる塩鮭には多くの塩分が含まれています。それが美味しさのもとなのですが、食べ過ぎに注意しなければなりません。バターと塩鮭の食べ合わせは、それぞれに素晴らしい栄養価がありながら、デメリットである塩分の過剰摂取となってしまい、脳卒中を引き起こしてしまう食べ合わせなのです。

脳卒中を防ぐ

カツオ＋ヤマイモ……DHA、EPAと食物繊維がよく働く

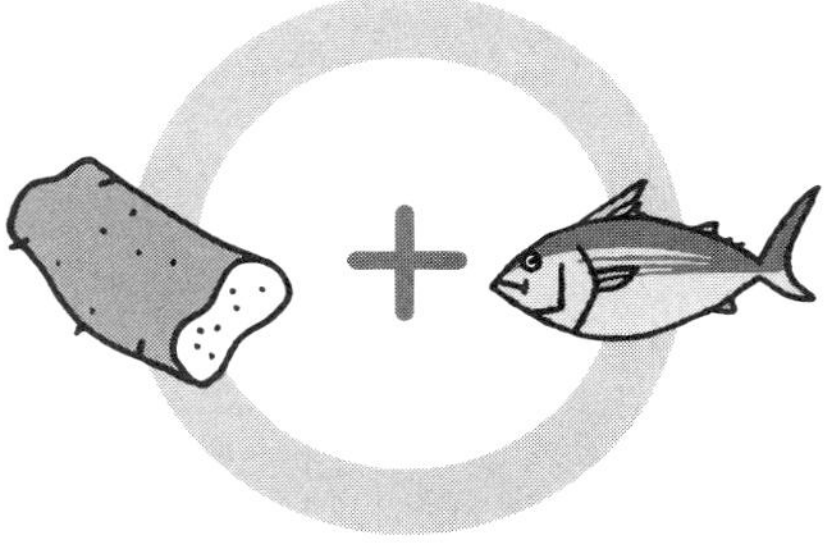

カツオは高タンパク、低脂肪のヘルシー食材です。カツオは春（5～6月）と秋（9～10月）の年2回旬があります。春のカツオは「初ガツオ」と呼ばれ、秋のカツオは「戻りガツオ」と呼ばれます。初ガツオは脂が少なくさっぱりしているのに対して、戻りガツオは脂がのったこってりした味わいで、通は戻りガツオを好むとか。

日本人とカツオの付き合いは古く、縄文時代にはすでに食べられていたとされます。「古事記」に大和朝廷の祭事にカツオが使われていたとの記載があるそうです。「勝魚」とも呼ばれ、戦国時

代の武将が出陣の前に食べたそうです。

タンパク質は良質で、血合い肉はビタミンA、B_1、B_2、B_{12}、鉄分などを含み、その栄養価の高い魚です。なかでも魚肉トップクラスの含有量を誇るビタミンB_{12}には、赤血球の生成を助け、鉄分とともに貧血を予防する働きがあります。血合いは臭みがあるから苦手という方も多いですが、ぜひ食べてほしい部分です。また、カルシウムの吸収を助けて骨粗鬆症を防ぐビタミンＤ、塩分を体外に排出するカリウム、ＤＨＡやＥＰＡには血液サラサラ効果があります。

ヤマイモの種類は多く世界で６００種類ありますが、わが国で現在食用とされているヤマイモは、「ジネンジョ」「ヤマイモ」「ダイジョ」の3種類です。「ジネンジョ」はわが国に、早くから生息しており、食用や薬用として用いられていました。平安時代には、ヤマイモ入りの「おかゆ」が貴族のあいだで好まれて食べられました。美人の誉《ほま》れ高い才女、小野小町《おののこまち》の好物でもあったそうです。バチ型をしていて粘りが強いのが特徴です。ヤマイモにはナガイモや関東でヤマトイモと呼ぶイチョウイモがあり、関西で一般的に作られているのはツクネイモです。

ヤマイモは栄養価が高くでんぷん、カリウム、マグネシウムを多く含み、中国では「山薬」と呼ばれ、古くから疲労回復、精力増強の漢方として利用されています。ネバネバ成分のムチンは胃腸を保護し、タンパク質の吸収を助けます。また、食物繊維はコレステロールを除去し、脳卒中を予防します。

ホルモンのもとのデヒドロエピアンドロステロン（ＤＨＥＡ）を含むので精力がつきます。消化酵素のジアスターゼも含み、すりおろすことで酵素の働きも強まるので「山掛け」は優れた食べ方です。

カツオとヤマイモの食べ合わせは、カツオのＤＨＡ、ＥＰＡが血液をサラサラにし、ヤマイモの食物繊維とで、脳卒中予防効果が期待できます。

他に、食物繊維の固まりともいえるきな粉と、カンピョウの膨張の大きい食物繊維の食べ合わせは、コレステロールを排出し脳卒中予防効果があります。また、血行を良くし血栓を予防する効果があるピラジンという成分を含むキュウリと、食物繊維が多い切り干しダイコンの食べ合わせも、コレステロールを体外に排出し、脳卒中を予防します。

きな粉＋カンピョウ

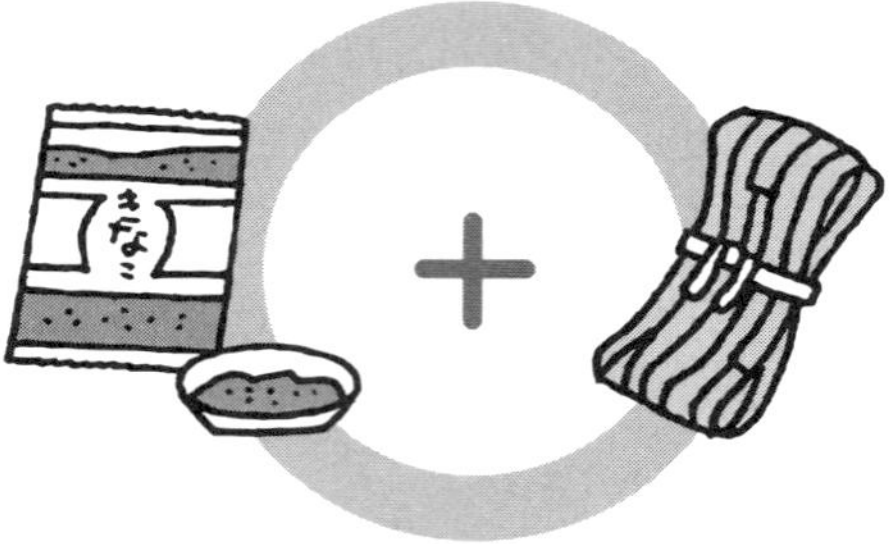

キュウリ＋切り干し大根

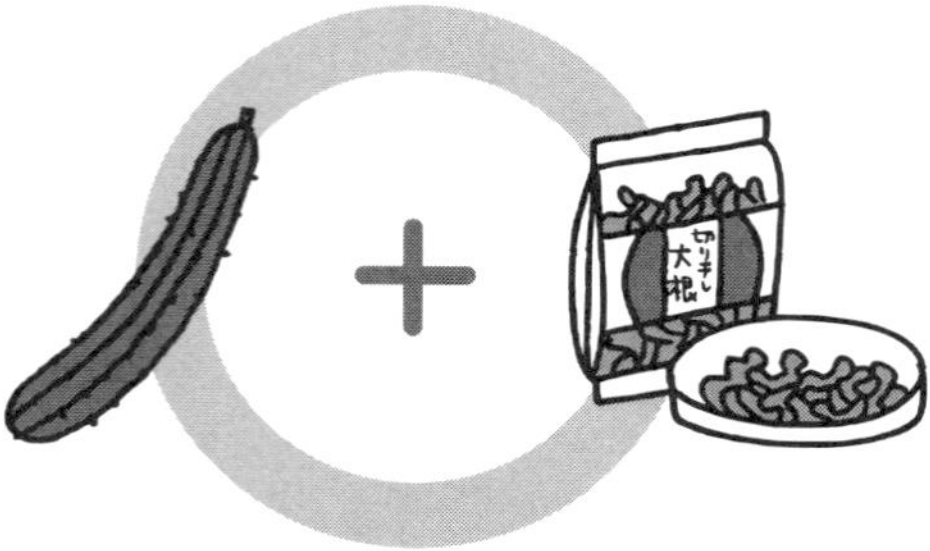

動脈硬化を招く

牛肉（リブロース）＋生クリーム……高脂肪、高コレステロールの仲良し同士

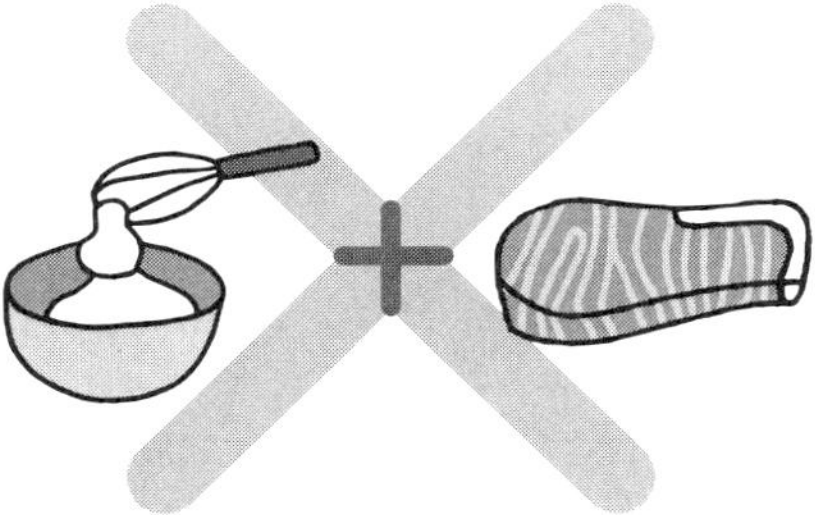

牛肉（リブロース）はしゃぶしゃぶ、すき焼き、ステーキなどで人気のある部位です。牛の背中の肉を牛ロースといい、肩から背にかけて順に肩ロース、リブロース、サーロインといいます。このあたりの肉は旨味が多く高価な部位ですが、脂肪がかなり多く、生活習慣病予防の点からは気になるところです。

さらに高級な和牛になるほど、ぐんと脂肪が多くなりますので、食べる量に気をつけ、油を使わない煮物や鍋物にするなど工夫が必要でしょう。

ロースは牛の品種によって脂肪量がずいぶん違

いますが、日本人に人気の霜降り肉は赤身まで脂肪が沈着しているので脂質が多いため、どうしても脂肪の摂り過ぎになってしまう危険があります。

牛ロースに多い脂肪は、体内で酸化すると悪玉コレステロールを作り、動脈硬化の原因になります。人間の体温は35〜36度くらいですが、牛など動物の体温は38度くらいですから、脂肪は牛が生きているときには体温が高いので液状であったものが、体温の低い人間の体内では固まる可能性があり、これが血管壁に付着すれば動脈硬化の原因になってしまいます。

乳用の雄牛や子牛であれば脂肪も少なく、肥満や生活習慣病をそれほど気にする必要はないでしょう。気になる人は抗酸化力の高い香辛料や薬味と合わせていただくのも良い食べ方です。

牛肉の主な栄養価としては、脂肪の他にタンパク質が豊富で、筋肉やホルモンなどのもととなり、体にとって必要な必須アミノ酸をバランスよく含みます。

生クリームは牛乳を遠心分離器にかけ、脂肪分とそれ以外のものに分けたときの脂肪分のことです。１００g中約45％が脂肪分のため、高カロリー、高脂肪食品ですから、太りたいという人にとっては、スープや飲み物、デザートなどに少量加えることで、無理なく美味しくカロリーアップが図れます。カロリーが気になる人には、植物性脂肪を加えたものや植物性脂肪のみで作られたものがおすすめで、少量でもお料理にまろやかなコクと風味が増します。

振動を与えると固まる性質があるので、冷蔵庫のドアポケットに生クリームを入れておくと固まっていることがありますよね。生クリームは「純生クリーム」と表記されているものであれば、箱ごとよく振れば、バターになります。牛乳をよーく混ぜて、脂肪分80%以上にしたものがバターなのです。

牛肉（リブロース）＋生クリームの食べ合わせは、リブロースが100g当たり68mg、生クリームが120mgとどちらもコレステロール値が高いので、常食すると動脈硬化が心配です。高コレステロール同士ということでは、豚バラ肉とココナツミルクの食べ合わせも同様です。また、マーガリンとマヨネーズの食べ合わせは、マーガリンの製造過程で水素が添加されることでトランス型不飽和脂肪酸が発生し、これが動脈硬化をもたらし、さらにマヨネーズもコレステロールが多いので動脈硬化をもたらします。

豚バラ肉＋ココナツミルク

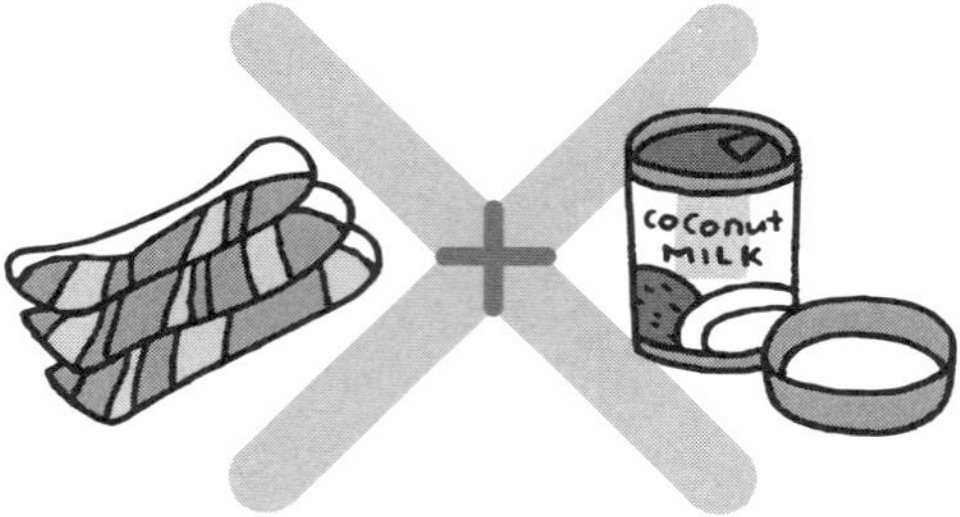

マーガリン＋マヨネーズ

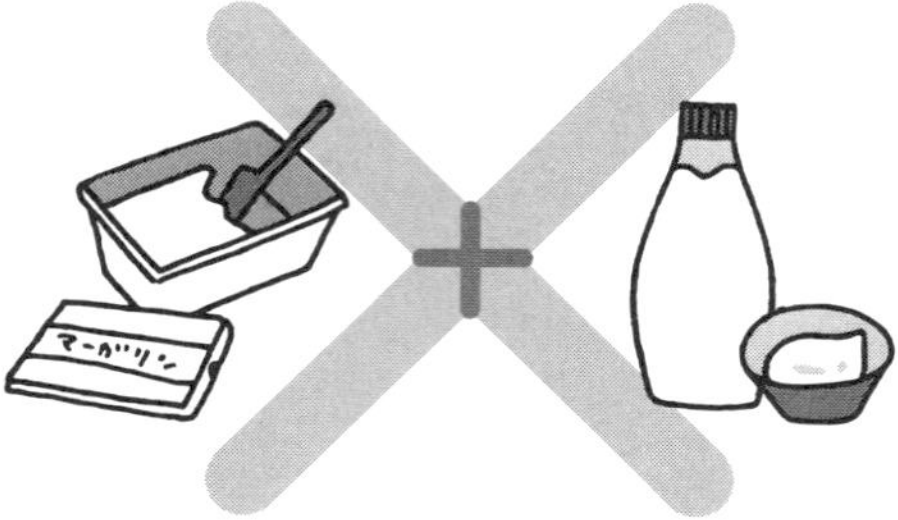

動脈硬化を防ぐ

ビール＋ビターチョコレート……両方の苦み成分が効果を上げる

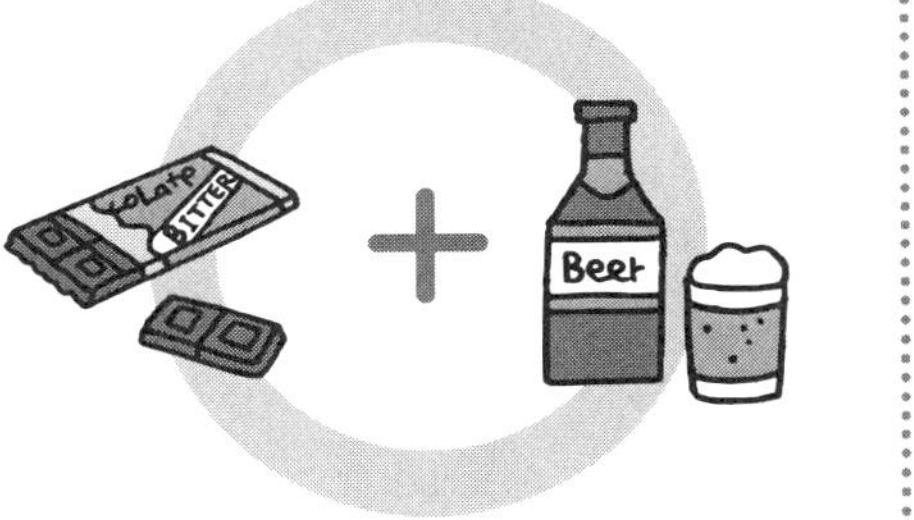

ビールが糖尿病や高血圧のリスクを減らすイソフムロンという成分を含んでいることは「肥満になる食べ合わせ」（P47）で述べました。

チョコレートは世界中で愛されているお菓子です。チョコレートの原料であるカカオ豆にはカルシウム、鉄分、マグネシウム、亜鉛などのミネラルがバランスよく含まれています。とくに女性に不足しがちといわれている鉄分を、チョコレートを食べることで補うことができます。また、食物繊維が豊富に含まれていることも見逃せません。食物繊維がコレステロールを取り除くことで血管を軟らかくして、動脈硬化予防につながります。

チョコレートの甘い香りには集中力や記憶力を高める効果があることがいろいろな実験から明らかになっています。また、チョコレートにはテオブロミンという成分が含まれており、神経を鎮静させる作用があることもわかっています。「チョコレートを食べると興奮して鼻血が出る」というのはむしろ逆で、ヨーロッパなどでは寝る前にチョコレートを食べたりすることもあるくらいです。

イタリア・ラクイラ大学からアルギニンを多く含む食品が動脈硬化を防ぐ効果が高いとの報告がなされていますが、特筆すべきはその筆頭が純粋のカカオ分の多いビターチョコレートなのです。そういえば、122歳まで生きたギネス世界一記録保持者のフランスのジャンヌ・カルマンさんもチョコレートとワインが好物であったそうです。

ビールとビターチョコレートの食べ合わせは、ビールの苦み成分のイソフムロンとビターチョコレートのアルギニンによって、動脈硬化を防ぐ効果があるのです。

赤ワイン＋エビ、グレープフルーツ＋リンゴ……相乗効果！

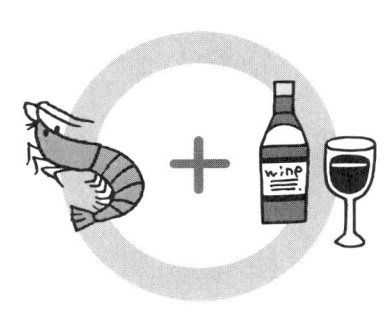

赤ワインに含まれるポリフェノールが動脈硬化を予防することは広く知られています。このポリフェノールと、エビの甘み成分のベタインや旨味成分のタウリンが血中コレステロール値を低下させ、動脈硬化を予防します。赤ワインを飲みながらエビ料理をいただくのは、とても良い食べ合わせです。

また、グレープフルーツは、その香り成分が細胞にたまっている中性脂肪を減少させ、中性脂肪の合成に関与している酵素の働きを抑えるため、中性脂肪がたまりにくくなります。これに加えてリンゴのペクチンがコレステロールを排出する働きをするため、両者の働きの相乗効果で動脈硬化が予防できます。

肝臓病を招く

焼酎＋ラーメン……高エネルギー、高脂質で脂肪肝に

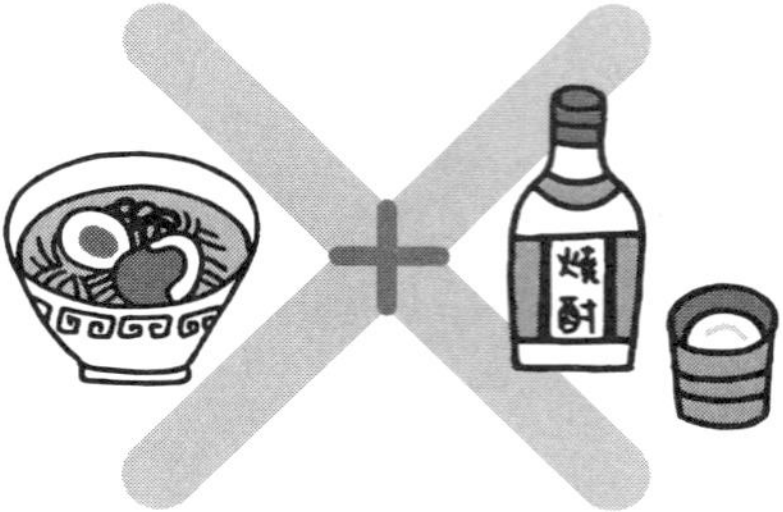

肝臓は「沈黙の臓器」と呼ばれます。肝臓には3000億個もの肝細胞が詰まっていて、体の中で最も重い臓器です。肝臓は胃腸で吸収した栄養素を貯蔵し、タンパク質を合成したり、必要なエネルギーを蓄えたり、血液中に送り出す働きをします。またアルコールや有害物質の解毒や排出も行ないます。黙々と働きますが、いざ気がついたときには手遅れということにもなりかねませんので、油断は禁物です。

そこで、肝臓病になる恐れのある食べ物について、ご紹介したいと思います。

肝臓といえばまずアルコールというように、アルコールが肝臓に悪いことは十分おわかりのことと思います。

アルコールによる肝障害は、最近、増え続けているそうです。アルコール性肝障害は、脂肪肝、肝硬変が主な病気です。飲酒されたアルコールの90％は肝臓で処理されます。お酒の量はさほど多くなくても毎日飲み続けると肝細胞の中に中性脂肪がたまり、肝臓が腫れます。これが脂肪肝で、この状態での死亡者がかなり見られるといいます。

食事を摂るときは、エネルギー、脂質を摂り過ぎないことが大切です。高エネルギー、高脂質になると、脂肪肝になりやすくなります。甘い菓子、揚げ物、油の多い食品なども避けてください。

お酒を何杯も飲んだ後で、締めにラーメンを食べるのが好きだという男性が多いようですが、これはぜひ避けましょう。例えば焼酎１杯２０６ｋｃａｌで、シンプルなラーメン１杯４８０ｋｃａｌです。お酒を飲みにいったら１杯ですむことはなかなかないでしょうから、当然カロリーオーバーになり、脂肪肝を招くことになります。

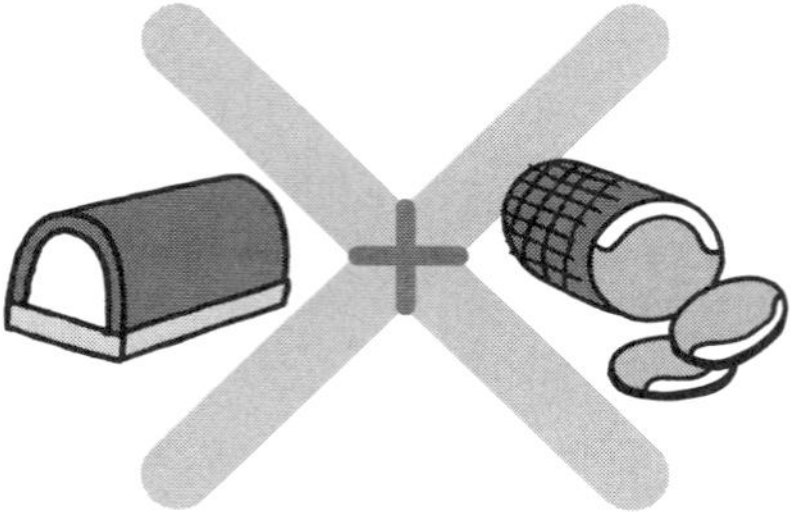

ハム＋カマボコ……多くの添加物が肝臓に負担を

その他にどんな食品が肝臓に悪いかといいますと、まず第一に挙げられるのがインスタント食品です。健康な人であってもインスタント食品ばかりを食べ続けていては健康を害してしまいます。とくに肝臓の働きが低下している人にとっては、食品添加物を多く含むインスタント食品は大きな負担となります。

インスタントラーメンやスナック菓子、練り物、ハムやソーセージなどの加工品には多くの添加物が使われています。ラーメンの例を挙げますと、かんすい、酸化防止剤、着色料、品質改善剤、カイゼンナトリウム、ポリアクリル酸ナトリウムなどが使用されています。

1食品だけでもこれほどたくさんの添加物が使われているわけですから、当然ながら添加物の多い食品の食べ合わせは避けるべきです。例えば発色剤のほかさまざまな添加物が使われているハムと、増粘剤などの添加物が使われているカマボコの食べ合わせは、明らかに肝臓に負担がかかります。これらをおつまみにお酒を飲んだら、さらに悪影響を及ぼすでしょう。

肉や魚を焼いたときのお焦げも、肝臓にはあまり良くありません。トリプP_1、P_2という発ガン物質ができます。発ガン性はさほど高くはありませんが、肝機能が弱い方は気をつけるにこしたことはありません。

古くなった植物油も問題です。インスタントラーメンの油も酸化していることが考えられますが、揚げ物に使った油や古くなった油は、過酸化脂質化が進んでいるので思いきって捨ててしまうことです。

農薬にも注意が必要です。最近では、残留農薬やポストハーベストなどについての意識が高まり、無農薬や低農薬の農作物が増えてきてはいますが、お値段的にまだ食卓への登場は少ないようです。

便利さや値段ばかりを追求しては肝臓がかわいそうですね。

肝臓病を防ぐ

ニンニク＋ホタテ貝……肝機能に効く、アルコール好きの強い味方

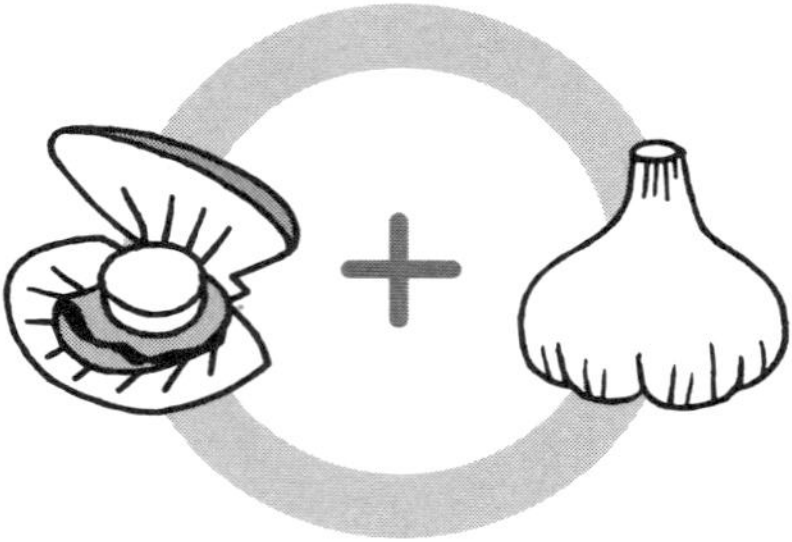

　昔から二日酔いにならないために、お酒を飲む前にニンニクを食べておくとよいといわれています。それはニンニクに多く含まれているビタミンB群が、肝臓にたまってしまった糖質をエネルギーに変えてくれるからです。お酒を飲んだ後は、アルコールが肝臓に脂肪として蓄積されます。ニンニクはこれを代謝して、肝機能を正常に戻す効果を助けるのです。最近お酒を飲んだ後にとても疲れやすい、と感じている方は肝機能が低下しているのかもしれません。ニンニクを健康管理に取り入れてみるようにするといいかもしれませんね。

ニンニクには肝機能改善効果があるといわれています。肝機能の低下は、倦怠感《けんたいかん》から始まって、悪化してしまうと肝炎、肝硬変、肝臓ガンなどといった病気を引き起こす原因となってしまいます。ニンニクを食べることによってこういった症状を予防したり、改善する効果があるといわれています。

またニンニクに含まれる化合物アリシンは肝臓にたまってしまった化学物質を、体外にすみやかに排出する作用を持っています。アリシンにもまた肝臓の脂肪を代謝する役割があります。

さらに、ニンニクに含まれているアミノ酸の一種であるメチオニンは、肝臓の毒素、老廃物を除去する効果があるといわれています。メチオニンには、血中コレステロール値を下げる効果もあるといわれています。そのほかミネラル成分として有機ゲルマニウムも、肝機能を改善しサポートしてくれる効果のあることがわかっています。

ホタテ貝は、高タンパク食品で、独特のその旨味成分のコハク酸、イノシン酸などはアミノ酸のグルタミン酸を含みます。糖質や脂質の代謝を促すビタミンB_1やB_2も多く、大変ヘルシーな食品といえます。鉄分や亜鉛などのミネラルを豊富に含むのも特長の一つです。亜鉛は味覚や嗅覚の機能を正常に保ち、これが不足すると味覚障害を引き起こします。

もう一つ、ホタテ貝で要注目なのはアミノ酸の一種、タウリンが大変多く含まれているという点です。もともと魚介に多いタウリンのなかでも、ホタテ貝の含有量はトップクラスです。解毒作用など、肝臓のさまざまな機能を強化してくれるタウリンは、ほかにも心臓の血管を丈夫にして、目の疲労回復に効果がある物質です。ホタテ貝は疲れた体を内側から元気にしてくれる強い味方なのです。低カロリーというのもいいですね。

ニンニクとホタテ貝の食べ合わせは、共に肝機能を丈夫にする働きがありますので、アルコールをたしなむ方には朗報ですね。

また、イカもタウリンを多く含んでいます。オクラのネバネバ成分がその吸収を高めるので、食べ合わせると効果的です。この他に、鶏肉も肝臓を強くする作用があるメチオニンを含んでおり、ナメコのネバネバ成分のムチンにより吸収が高まるので、おすすめの食べ合わせです。

イカ＋オクラ

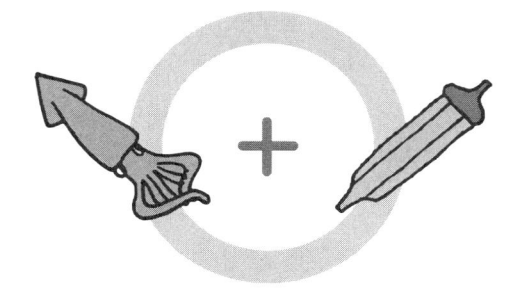

鶏肉＋ナメコ

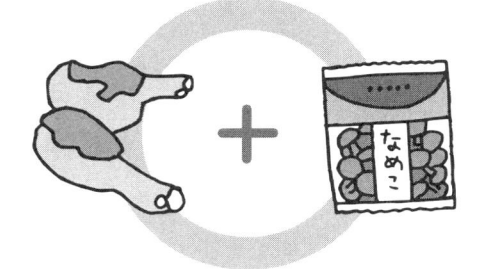

老化が進む

植物油（リノール酸）＋マーガリン……どちらも酸化しやすい油

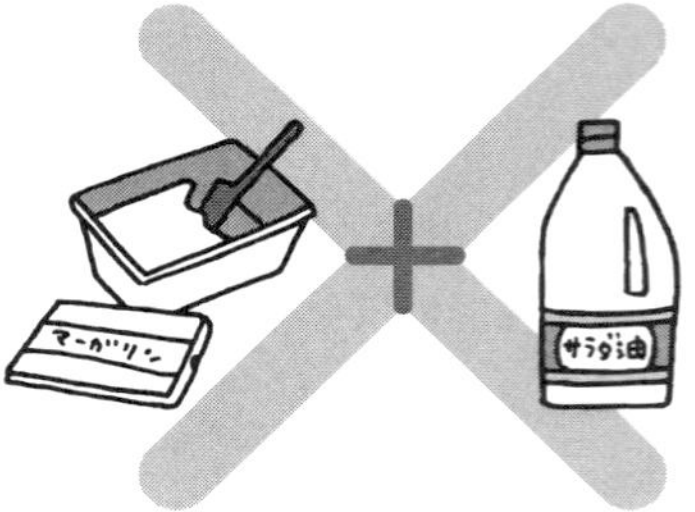

植物油（リノール酸）は、サラダや炒め物や揚げ物に利用されます。脂肪酸には飽和脂肪酸と不飽和脂肪酸とがありますが、リノール酸は不飽和脂肪酸です。摂り過ぎが心配されるのはコーン油、紅花油、ひまわり油などです。不飽和脂肪酸は酸化しやすく、体の中でアラキドン酸に変換された後、血小板を固まらせる作用のある強力なトロンボキサンA₂という物質に変わります。リノール酸が過剰に摂られることでその化学反応が進行し、心臓病の引き金になる血栓が作られていきます。

リノール酸がコレステロールの値を下げるとして、以前は評価されましたが、この効果は一時的であることがわかってきました。悪玉コレステロール（LDL）だけではなく、善玉コレステロール（HDL）も減らしてしまうので、結果的に、数年後には血中のコレステロール値が逆に高くなってしまうのです。

アトピー性皮膚炎、アレルギー喘息《ぜんそく》、花粉症が悪化することにも、リノール酸過剰と炎症の原因物質であるロイコトリエンが過剰に作られることが関与しています。またガンもリノール酸過剰によって悪化します。ガン細胞がリノール酸を取り込んでプロスタグランジンE_2という物質を多量に作り、免疫能力を低下させて増殖・成長していきます。

マーガリンは常温で固形です。バターなどは動物性の脂肪で常温でも固まりやすいですが、本来100％植物油であるマーガリンがなぜ固まるのでしょうか。植物油を固体にする技術をフランスの科学者サバジェが発見し、アメリカが1909年に暑い日でも簡単に溶けないショートニング（食用油脂）を綿種で作り出しました。植物油や魚油は、融点（融ける温度）が低い不飽和脂肪酸が多いため、常温では液体ですが、精製された植物油やマーガリン、ショートニングは、本来自然界にない脂肪を長持ちさせるため、水素化合処理という化学処理によって、固形化することができるようになったのです。

植物油（リノール酸）とマーガリンの食べ合わせは、一見、低コレステロールなので体に良さそうな気がしますが、酸化しやすい油同士なのです。老化は体の酸化ともいわれます。パンにマーガリンを塗って、植物油を使った炒め物を食べた場合、老化を促進させる恐れがあります。古くなった油は酸化しているので、使わないようにしましょう。

酸化という点で避けたいのが、干物とドライフルーツの食べ合わせです。干物は、紫外線によって不飽和脂肪酸が酸化しており、ドライフルーツも脂肪分が酸化しているので、体内の細胞を傷つけ老化を招く恐れがあります。燻製と油揚げも同様で、燻製は煙でいぶされることで脂肪が酸化し、油揚げに使用した油の不飽和脂肪酸は酸化しやすく、老化を招く恐れがあります。

干物＋ドライフルーツ

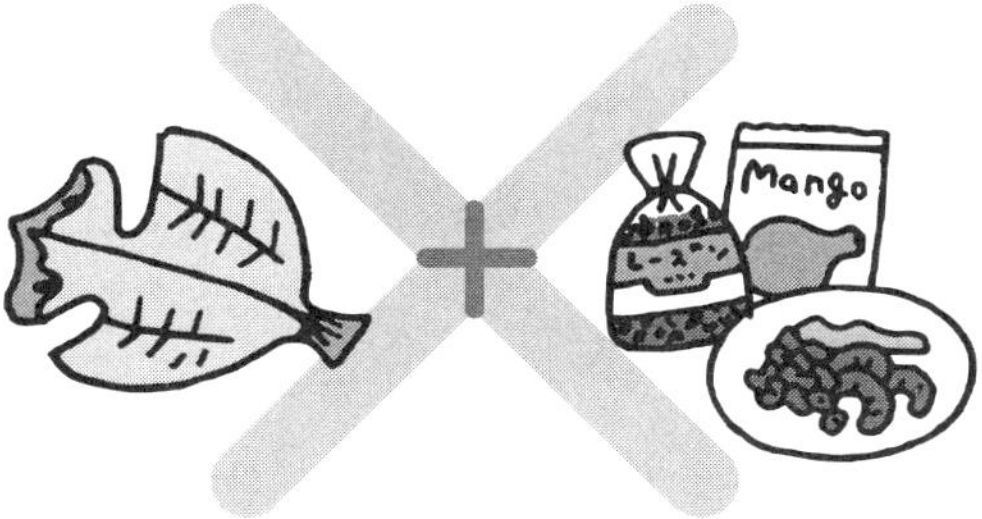

燻製＋油揚げ

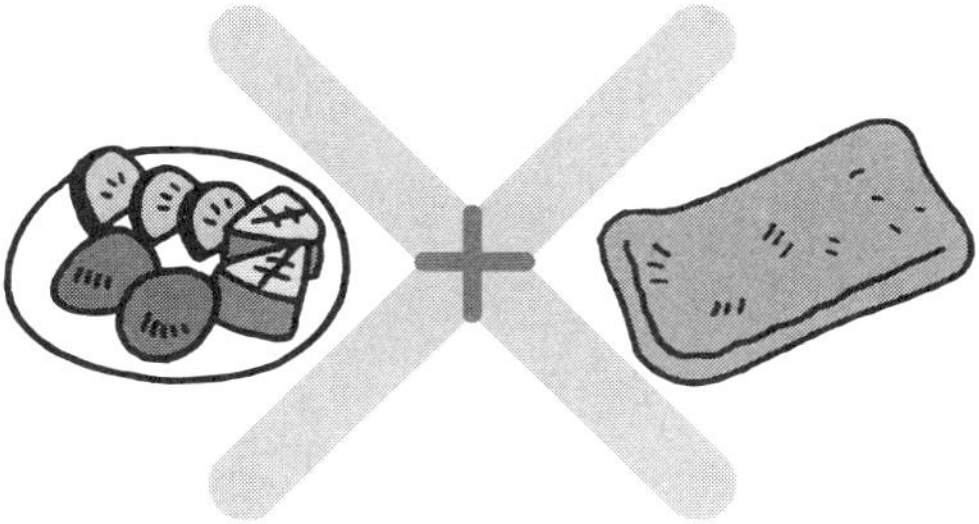

アンチエイジングに効果

サツマイモ＋レモン……ビタミンEとビタミンCは恋人同士

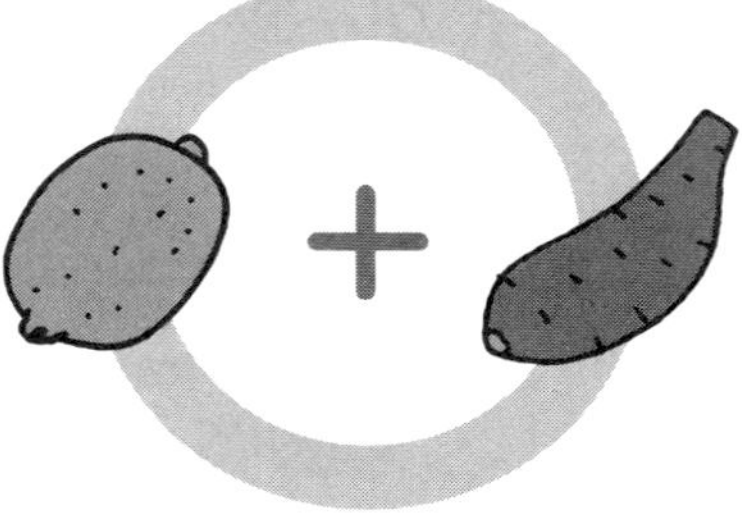

　サツマイモといえば身近なところでは「焼きイモ」がまず思い浮かびますが、「スイートポテト」も女性には人気です。
　サツマイモの主成分はでんぷんで、加熱することで糖質に変わり甘みが増します。江戸時代には飢饉《ききん》時などの救荒食とされていましたが、主食にもなります。カロテン、ビタミンB_1、B_6、C、Eを豊富に含み、カロテンは体の中でビタミンAの働きをします。ビタミンB_1は糖質の代謝を助け、B_6はタンパク質の代謝を助けます。ビタミンCやEには美肌効果があります。

さらに、セルロース、ペクチンといった食物繊維が非常に多く含まれているのが特長です。サツマイモに豊富に含まれるセルロース、ペクチンなどの食物繊維は、便秘を解消させる作用だけでなく、血液中のコレステロール値を低下させる作用や血糖値をコントロールする働きもあり、大腸ガン、高血圧、糖尿病などの生活習慣病予防に効果的です。

切ったときに出てくる乳白色の物質は皮の近くにあるヤラピンで、便秘予防効果があります。紫色の種類には、ポリフェノールの抗酸化作用のあるアントシアニンやクロロゲン酸が含まれ、目の疲れに効果的です。

レモンのビタミンCの含有量は100g中50mgと、柑橘《かんきつ》類中トップクラスです。レモンの酸っぱさの主成分はクエン酸ですが、酸濃度が6~7%ととても高く、そのまま生食するのには適していません。

レモンの効能は、何といってもビタミンCのもたらす作用でしょう。ビタミンCは、抗酸化作用がありますので、アンチエイジング、生活習慣病、ガン予防効果があるほかに、美肌に欠かせないコラーゲンが作られるのに欠かせないビタミンです。

イギリス海軍のネルソン提督がレモンを宝石のように愛した話は有名です。というのも、当時の船乗りにとって職業病であった壊血病がレモンによって予防できたからです。山登りで疲れたときもレモンをかじればすぐに元気になります。レモンはジュースやしぼり汁をかけるなどして毎日1個食べれば、風邪の予防や、シミ、ソバカスなどのお肌のトラブルも未然に予防します。

サツマイモとレモンを食べ合わせることで、サツマイモのビタミンEとレモンのビタミンCとが大変有効に働くことができるようになります。

もともとビタミンEとビタミンCとは、大変相性の良い恋人のような関係にありますので、お互いに良いところが最大に生かされるのです。

サツマイモのビタミンEは、細胞全体を若返らせる働きをします。かたやレモンのビタミンCは、皮膚の結合組織のコラーゲンを生成するのに欠かせませんから、肌の若返りに効果的ということになります。このそれぞれが最大限の効果を発揮するので、さらに若さと美肌効果が得られることになります。

この食べ合わせで考えられるメニューに「サツマイモのレモンソース煮」があります。手軽にできるので試してみてはいかがでしょうか。

大豆+コマツナ……美肌、若返り、うれしいペア

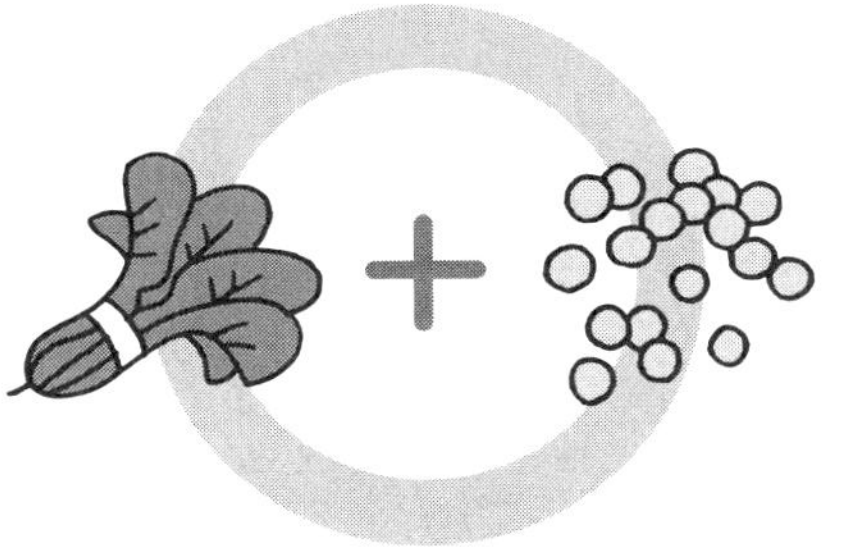

ビタミンEとビタミンCの組み合わせでアンチエイジングの相乗効果を発揮するわけですが、それぞれを多く含む食材の組み合わせはまだまだあります。

その一つが大豆とコマツナです。

昔から日本人の健康と頭脳を支えてきたのは、魚と大豆の2大タンパク質食品です。おかげで栄養バランスの良い日本食が食卓に登場していました。長寿世界一もこの延長線上にあります。

また大豆は、1990年にアメリカで発表された「デザイナーフーズ」によると、ガン予防食品のトップ8（他にニンニク、キャベツ、ショウガ、ニンジン、セロリ、甘草、パースニップ）の

一つです。

　大豆は、タンパク質の他に脂質、糖質、食物繊維、カルシウム、マグネシウム、カリウム、鉄、亜鉛、銅、ビタミンB_1、葉酸、ビタミンEを含んでいます。大豆のタンパク質は必須アミノ酸をバランスよく含んでいます。一般に植物のタンパク質は栄養価が劣りますが、大豆の場合は卵や肉に勝るとも劣らない良質のタンパク質です。そのうえ、卵や肉にはコレステロールが含まれますが、大豆にはコレステロールは含まれていません。また、大豆の脂肪のレシチンが血中コレステロールを取り除く働きをします。

　これらの栄養素の他にビフィズス菌を増殖させる作用のあるオリゴ糖や、抗酸化作用のある大豆サポニン、骨粗鬆症の予防や更年期障害を改善するイソフラボンなど多くの機能性物質が含まれています。

　コマツナは、東京・江戸川区の小松川が原産地の野菜ですが、ホウレンソウのようにシュウ酸を含みません。カロテンやビタミンC、カルシウム、鉄、食物繊維など豊富に含んでいます。ホウレンソウと栄養価が似ており、とくにカルシウムの含有量は、ホウレンソウの5倍と野菜の中ではトップクラスです。

カルシウムは、骨や歯を丈夫にし、骨粗鬆症を予防するうえで欠かせない栄養素です。カルシウムが不足しがちな熟年の方や妊婦、成長期のお子さんに積極的に食べてほしい野菜です。

コマツナを1／3束（約100g）食べると、カロテンは1日の摂取目安量を超えます。風邪を予防し、美肌効果のあるビタミンCも豊富です。またカルシウムは、1日の摂取目安量の約1／2、鉄も1／3弱、食物繊維は1／8を補え、便秘を改善、血糖値の上昇を抑え、大腸ガン、糖尿病の予防に効果的です。コマツナは、アクが少ないので、茹でずに生でサラダに使える点も便利です。

大豆とコマツナは、大豆のビタミンEとコマツナのビタミンCとが共鳴しあって、若返りと美容効果が増すという食べ合わせです。ゴマもビタミンEを豊富に含んでいるので、コマツナとの食べ合わせで若返り効果が倍増します。もう一つのおすすめは、アボカドとパパイヤです。アボカドのビタミンEが細胞を若返らせ、パパイヤのビタミンCは、ビタミンEと出会うことで、より力を発揮することができます。

コマツナ＋ゴマ

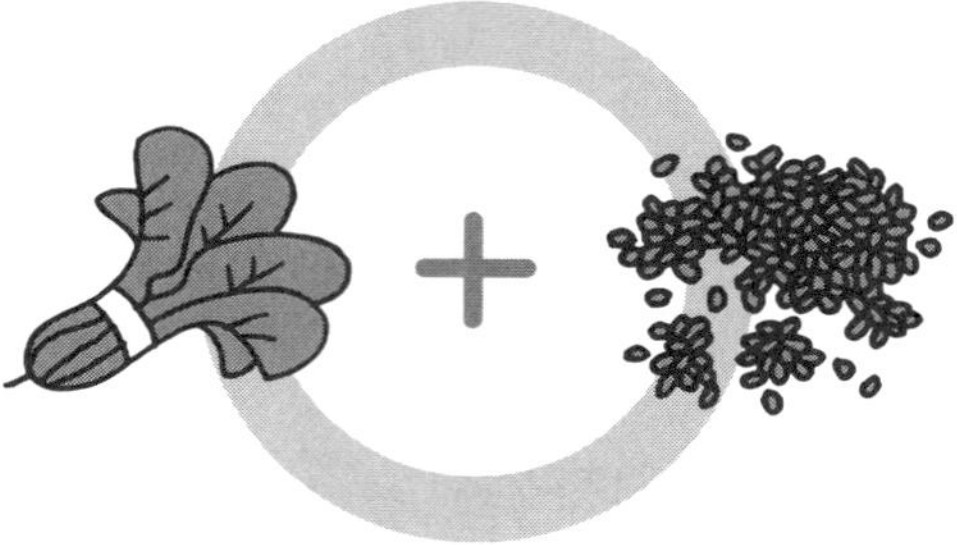

アボカド＋パパイヤ

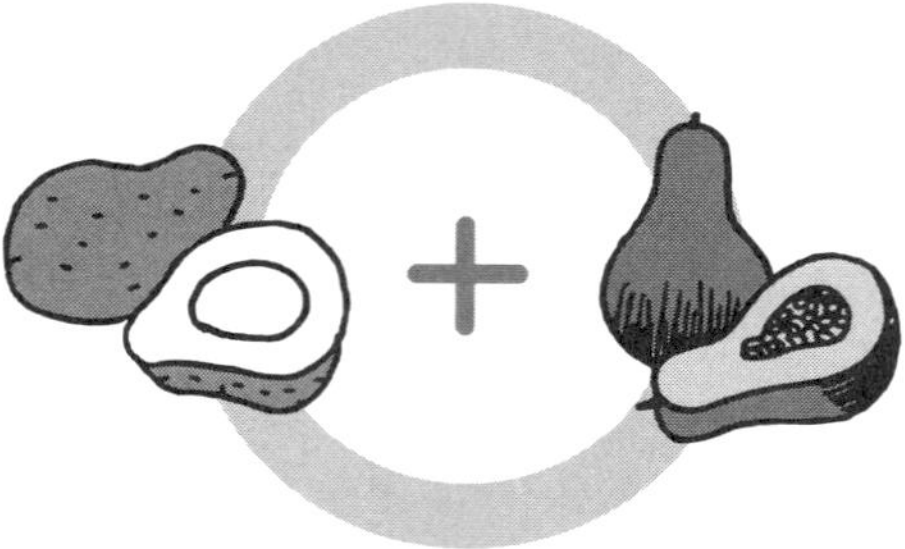

第2章

栄養素を壊す食べ合わせ VS 生かす食べ合わせ

健康を考えて食事を工夫しているのに、食べ合わせによっては、食品の持つ栄養素が台無しになってしまったり、より効果が上がる場合があります。毎日の食生活のために、ぜひ覚えておきたいことを挙げてみました。

鉄分の吸収を妨げる

レンコン＋ひじき……敵はタンニンにあり

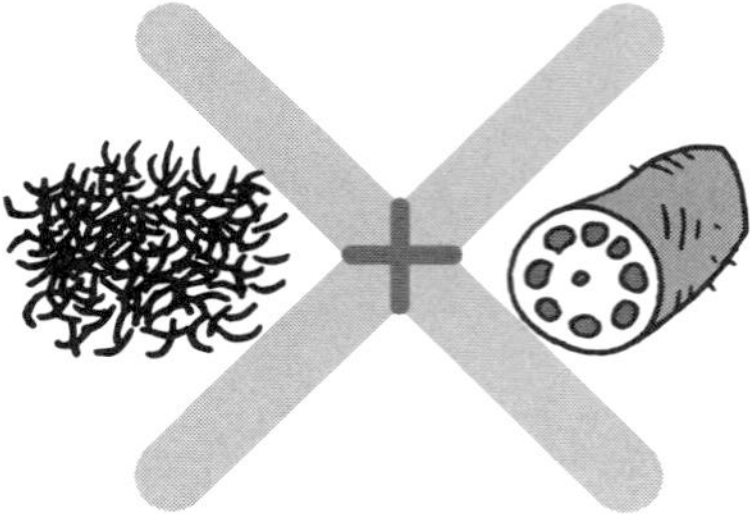

泥の中で育つレンコンは、地下茎の変形したもので根ではありません。実は意外にもビタミンCが豊富で、ミカンの１・２倍に相当する量が含まれているのです。ビタミンCは本来熱に弱いとされているのですが、レンコンの場合はでんぷん質に囲まれているため加熱しても分解されにくいのです。ビタミンCは、皮膚のコラーゲンが作られるときに必要なビタミンです。また、風邪の予防効果もあります。ストレスが増えると副腎皮質から大量に失われてしまい、多くの人に会う職業の人はビタミンC不足になりやすいので、気をつけ

たい栄養素です。

あのヌルヌル、ネバネバ成分は納豆と同じ糖タンパクのムチンによるものです。ムチンは荒れた胃を保護したり健胃効果があります。タンパク質の吸収を助けることでスタミナもつきます。食物繊維も豊富なので、高血圧予防、大腸ガン予防効果も期待できます。

レンコンを切ってしばらくするとアクが出て黒くなるのは、タンニンでポリフェノールの一種です。緑茶にも含まれていて消炎止血作用があり、胃潰瘍、十二指腸潰瘍に効果的です。

ひじきは、カルシウム、鉄、リン、カリウム、ヨウ素などのミネラルを多く含んでいます。カルシウムは海藻の中でもトップの含有量で、昆布の2倍もあります。常食すれば骨・歯が丈夫になるので骨粗鬆症の予防に役立ち、さらに中枢神経を鎮めてイライラを和らげる働きもあります。

また、鉄分はなんと牛乳の500倍以上も含まれています。貧血の多い日本の女性にとってはまさに朗報です。鉄は吸収が悪いため、たくさん摂らなければなりませんが、ひじきは野菜と一緒に食べるとビタミンCが鉄の吸収を高めてくれるため、少量で鉄を摂ることができます。

さらに、食物繊維はごぼうの5倍もあります。腸の働きが活発になるため、便秘解消には最適です。また、高脂血症や動脈硬化の進行を防ぎます。

干したひじきは戻すのが面倒と思われがちですが、30分ほど水につけるだけのことなので、気軽に作りたいものです。一度茹でこぼしたものを冷蔵庫に入れておけば数日は保つので、冷蔵庫の残り野菜で、炒め物やお好みのドレッシングをかけてサラダで食べれば、手軽に毎日あきないでひじきが食べられます。

レンコンにはタンニンが多いと申し上げましたが、このタンニンがせっかくひじきが含んでいる鉄分の吸収を妨げますので、これは大変もったいない食べ合わせといえましょう。ひじきの煮物にレンコンを入れようと思ったときは、このことを思い出してくださいね。

レンコンもひじきも日本の伝統料理に欠かせない食材で、それぞれが大変優れた栄養素を含んでいますが、コンビを組むと大切なものを失ってしまうので、とてももったいない食べ合わせになってしまうのです。

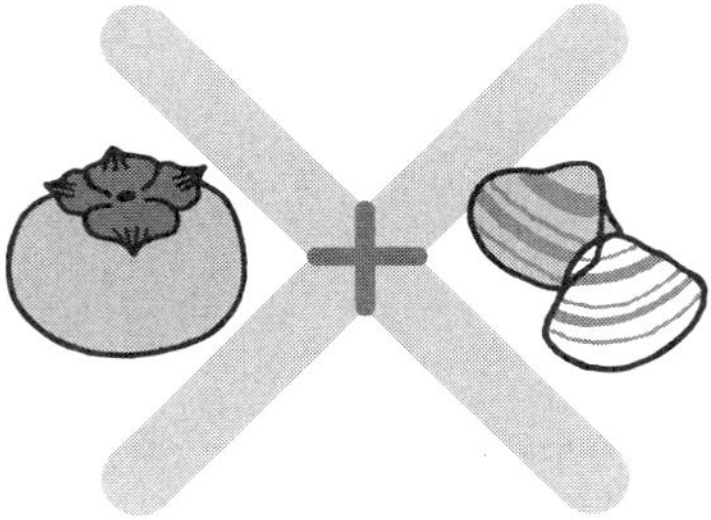

アサリ＋柿……もったいない食べ合わせ

アサリのタンパク質は魚肉の半量程度しかなく脂質量も少ないことから、一般的には栄養価は低いように思われがちですが、アサリには貧血と関係の深い鉄分、ビタミンB_{12}が豊富に含まれています。ビタミンB_{12}は赤いビタミンともいわれ赤血球を生成し、脂肪酸の合成とエネルギー産生に大きく関わっていて、貧血気味の人や低血圧の人、妊婦には最適な食材と言えます。この他にビタミンB_2、ビタミンE、カルシウム、マグネシウム、カリウム、亜鉛、銅、クロムなどビタミン、ミネラルが豊富です。

アサリのあの旨味は最近注目のタウリンで、血液中のコレステロール値を低下させ、血液をサラサラにする効果もあります。肝臓の解毒機能の向上の働きがあり、アルコールの害を防ぎ、糖尿病の防止効果も確認されています。動脈硬化、心臓強化にも有効です。アサリの旬は春先ですが、このころは最もタウリンが多い時期でもあります。

二日酔いに良いといわれる柿は、平安時代には干し柿用に柿の木が数多く栽培されていたそうです。現在のような柿が日本で栽培されるようになったのは明治時代からです。柿は栄養価が高い果物で、昔から「柿が赤くなれば、医者が青くなる」といわれています。

あの鮮やかな色はβ－カロテンやβ－クリプトキサンチンで、体に入ってからビタミンAの働きをします。柿の主成分は糖質で、ブドウ糖、果糖、ショ糖を多く含み、エネルギーに変換されるのが早いのが特徴です。甘柿は渋柿の突然変異種と考えられていて、日本特産の品種です。柑橘類に次いでビタミンCを多く含み、β－カロテン、ビタミンB_6、カリウム、食物繊維など栄養素をバランス良く含んでいます。カロテンはビタミンAになって、目の角膜や粘膜、全身の上皮組織を健康に保つ働きがあります。また免疫機能を守り、成長を促進する作用があります。ビタミンAとCをともに含んでいるので、ガン予防効果や疲労回復、風邪予防、高血圧予防などの効果が期待できます。

柿は、大きなものなら1個食べるだけで1日に必要なビタミンCが摂取できます。干し柿にすると、生柿のときより糖分は4倍、ビタミンAは2倍近くになります。疲労を回復し、内臓を温める柿特有の渋味成分は、シブオールとアルコールを分解する働きがあるアルコールデヒドロゲナーゼです。シブオールはタンニンの一種で、胃腸をコーティングして炎症を防いだり、血管を強くして血圧を下げる働きがあり、高血圧や脳卒中などの予防効果が期待できます。

それぞれに素晴らしい栄養があるのですが、アサリと柿との食べ合わせはというと、アサリの鉄分の吸収を柿のタンニンが妨げてしまうという損な食べ合わせになってしまうのです。

アサリのスパゲッティを食べた後にデザートで柿を食べるのは、実にもったいないですね。

ゆで卵＋ホウレンソウ……黄身の外側の黒い部分に注意

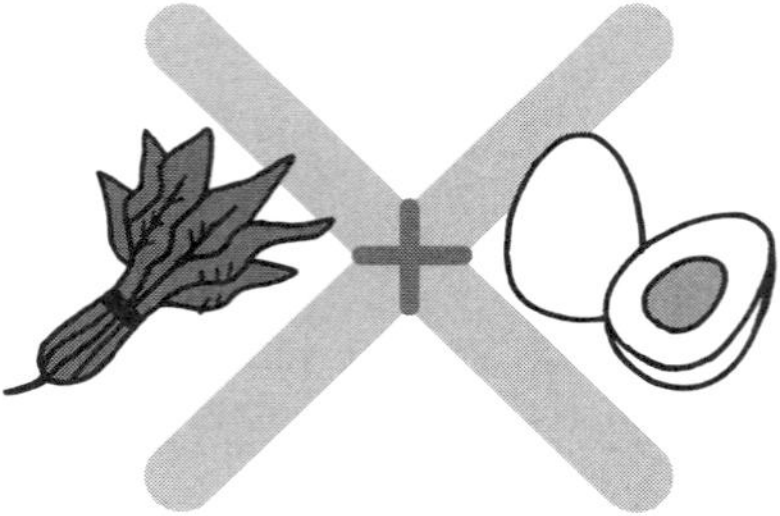

卵は昔は病気見舞いに使われるなど栄養価の高い食品で、お惣菜からお菓子まで、世界中で最も多く食べられています。卵は卵白と卵黄から成り、それぞれ栄養素が異なります。

卵白のタンパク質は、100とパーフェクトなのです。卵の白身に含まれるアミノ酸シスチンには血中の余分なコレステロールを減らす働きがあることがわかりました。卵の白身に含まれている酵素、リゾチームが細菌を溶かしてさらに免疫力を高めてくれます。卵黄にはタンパク質、ビタミンA、B_2、鉄分、カルシウムが豊富に含まれます。卵白に含まれるオレイン酸やアミノ酸のシスチン、卵黄に含まれている脂肪酸のレシチンには血液中の悪玉コレステロールを下げる作用があります。

半熟卵（温泉卵）はいちばん消化が良く、生卵よりも良いようです。とくに生の卵白は消化に時間がかかります。ただ、それ以降は熱をかければかけるほど消化時間は長くなります。

体内のコレステロール値の上昇についても、1日1~2個程度の卵の摂取においては血清コレステロール値への影響はほとんどなく、むしろ良質のタンパク質、ビタミン類の供給源としての利益のほうが大きいほどです。

ホウレンソウは昔からおひたしとして食べられてきました。江戸時代の井原《いはら》西鶴《さいかく》の小説にも登場します。西洋種、東洋種、一代雑種、サラダほうれんそう、サボイほうれんそうとさまざまな種類がスーパーに並んでいます。かつてはアクが強かったのですが、最近はアクのないものもあります。新鮮なものを茹でて冷凍した輸入品もあります。

ホウレンソウはβ-カロテン、ルテイン、葉酸、ビタミンC、カルシウム、マグネシウム、鉄分など多くの栄養素を含む栄養野菜で、マンガの主人公ポパイの大好物として親しまれました。

ホウレンソウにはシュウ酸（アクの成分）が含まれています。それが鉄と結合すると腸管での吸収を妨げるため、吸収率が低くなります。茹でてアクを少なくすることはできますが、ゼロにはできません。しかし、鉄分の吸収を助けるビタミンCも豊富なので、鉄分不足解消にも効果的です。ちなみに、ビタミンCはビタミンEといっしょに食べることでパワーアップします。ホウレンソウのゴマ和《あ》えは理にかなった料理です。

ゆで卵とホウレンソウの食べ合わせを考えるとき、ゆで卵を半分に切ってご覧いただくとよくわかります。黄身の周りに黒っぽい輪がありませんか。これは硫黄です。ゆで卵とホウレンソウの食べ合わせが問題なのは、この硫黄とホウレンソウの鉄分とが結びついて、ホウレンソウの鉄分の吸収を妨げてしまうのです。

鉄分の吸収を高める

ブロッコリー＋レバー……ビタミンCが効果を上げる

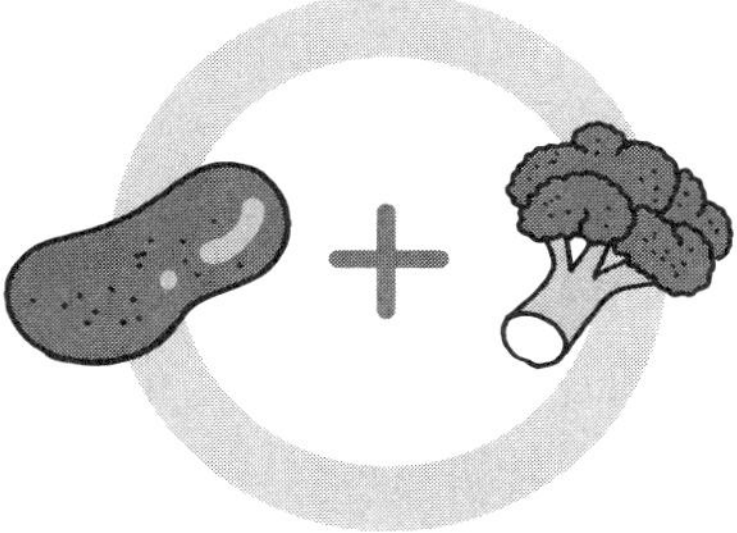

ブロッコリーは緑黄色野菜の中でも極めて栄養価の高い野菜です。ビタミンCはレモンより多く、β－カロテンも多く、カルシウムや鉄分も多く含む他、アメリカのポール・タラレー博士によって発見されたスルフォラファンという物質には抗酸化作用と解毒作用があり、ガンを予防する働きがあります。

さらに、胃潰瘍の患者さんから採取したピロリ菌に対して、スルフォラファンで殺菌されることが確認されています。これは、直接ピロリ菌を攻撃するからだと述べておられます。また、ブロッコリースプラウトを食べ続けた患者さんに対して、ピロリ菌の減少と胃炎の改善がなされたと報告しています。

ビタミンCはストレスに効果があるので生食が効果的で、アメリカでは生で食べるのが定番になっています。サラダバーやホームパーティでは、大きなボールにうずたかく盛られて目立つ場所にある野菜で、カリフラワーとセットで、緑と白とでフレッシュ感が食欲をそそります。扱いも手軽でボリューム感のあるのも提供する側の魅力でもあります。

ビタミンCは茎の方に多いので茎も捨てないで食べましょう。β-カロテンは油を使うと吸収が高まり、風邪やガン予防効果があるので、ドレッシングを利かせたサラダがおすすめです。

レバーは栄養の宝庫といわれ、とくに鉄分が多く含まれていて、貧血予防、眼精疲労緩和、肝機能強化、疲労回復、皮膚病・アレルギー予防効果がある効率の良い健康食材です。

ブロッコリーとレバーの食べ合わせは、ブロッコリーのビタミンCがレバーの鉄分の吸収を高めるので、貧血予防の効果的な食べ合わせとなります。

亜鉛不足を招く

昆布＋ゴマ……両雄並び立たず

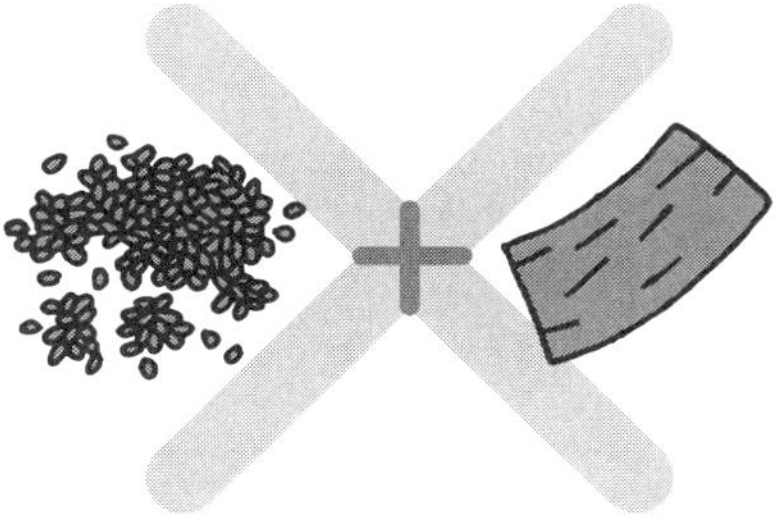

昆布漁は真冬の北の海の荒波の中で豪快に行なわれ、男のロマンがみなぎる大変勇壮なものです。以前は漬物と並んで必ずといっていいほど食卓に上っていた昆布ですが、食生活の洋風化でおにぎりやおでん、居酒屋メニューの塩昆布くらいしか食べる機会がなくなってしまいました。

これは、ダイヤの指輪を捨てるような残念なことです。実は凄い薬理効果があるのです。

昆布は、カロテン、ビタミンB群、カリウム、カルシウム、マグネシウム、鉄、ヨウ素、食物繊維を多く含みます。国民健康・栄養調査で日本人のほとんどに不足しているカルシウムは、牛乳の6倍も含まれています。
ヨウ素は海藻中最も多く含まれ、甲状腺を健康に保ち、心臓や血管の働きにも活力を与えます。ずば抜けて多い水溶性食物繊維はヌルヌル成分のアルギン酸とフコイダンがたっぷり含まれていて、水に溶け、食品の水分をゲル化する性質を持っています。コレステロールを取り除きます。昆布にはゴボウの約5倍、サツマイモの約8倍もの食物繊維が含まれています。

ゴマは小粒ですが、その健康効果は絶大です。主な種類は白ゴマ、黒ゴマ、金ゴマですが、とくに黒ゴマには多くの効果が期待できます。良質なタンパク質、脂肪、ビタミンB群、ビタミンE、カルシウム（牛乳の11倍）、鉄、アントシアニン（ポリフェノール）、セレン、亜鉛などを含み、セレンはガン予防効果があるゴマリグナン、アントシアニンなどを含んでいます。

ゴマに含まれるリノール酸やリノレン酸など良質な必須脂肪酸には、動脈硬化などの生活習慣病予防効果があり、レシチンは脳の神経伝達物質で、昔からゴマを1日3粒食べると頭が良くなるといわれる所以《ゆえん》です。ビタミンEやゴマリグナンにはアンチエイジング効果が期待でき、不溶性食物繊維には便秘解消作用があり、鉄分には冷え性予防効果があります。亜鉛は皮膚の健康や、男性では精子の生成や精力に関わります。黒ゴマの黒い色素のアントシアニンには抗酸化力があります。

すべてのゴマに含まれるゴマリグナンには肝機能の改善や活性酸素を撃退するパワーがあります。ゴマリグナンには肝臓で脂肪の分解を促進し、脂肪を燃焼しやすくする働きもあります。健康効果に期待するゴマの摂取量の目安は1日に大さじ1～2杯といわれます。

昆布とゴマはまさに素晴らしい栄養素を含んでいるのですが、両雄並び立たず。昆布に多量に含まれる食物繊維がゴマの亜鉛の吸収を妨げてしまうのです。実にもったいない食べ合わせです。

シラス干し＋ゴマ……カルシウムの摂り過ぎが逆効果

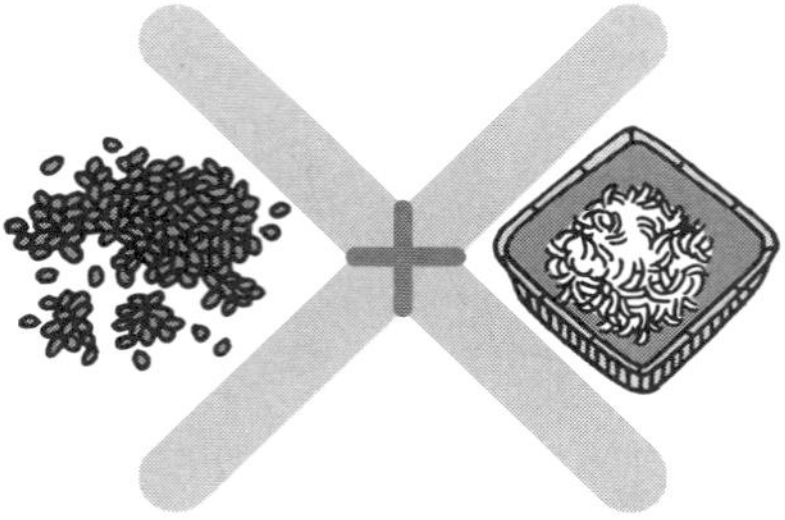

シラス干しは魚嫌いでも食べられる小魚です。カタクチイワシやマイワシの稚魚を塩味で茹で上げたものを「シラス」と呼び、これを干したものを関東では「シラス干し」といい、関西では「ちりめんじゃこ」といいます。

シラス干しは、茨城県以南から九州にかけての太平洋岸で作られ、軟らかいものから、硬く歯ごたえのあるものまでその手法もさまざまです。

静岡県の駿河湾は全国でも有名な産地として知られています。

シラス干しは、タンパク質（核酸）、脂肪、ビタミンB群、ビタミンD、カルシウム、マグネシウム、セレン、亜鉛が豊富です。タンパク質は必須アミノ酸を多く含みます。ビタミンDを含むので、カルシウムが効率よく吸収されます。シラス干しは丸ごと食べられるので、牛乳と並ぶカルシウム源として子供の発育や骨粗鬆症予防効果が期待されています。ただし塩分が多めなので、場合によっては塩抜きすると良いでしょう。セレンはガン予防効果があるとして注目のミネラルです。

なお、「たたみいわし」は、カタクチイワシの稚魚を生のままワクの中で薄い板状にす干ししたものです。軽くあぶって食べます。小女子《こうなご》は、イカナゴの稚魚で塩ゆでして干しますが、シラス干しより少し大きめで、多くはつくだ煮として食べられています。

ゴマにはすでに述べたように、良質なタンパク質、脂肪、ビタミンB群、ビタミンE、カルシウム（牛乳の11倍）、鉄、アントシアニン（ポリフェノール）、セレン、亜鉛があります。セレンはガン予防効果があるゴマリグナン、アントシアニンなどを含み、その健康効果は絶大です。シラス干しとゴマの食べ合わせが好ましくないのは、両方に多く含まれているカルシウムの摂り過ぎとなり、亜鉛不足を招いてしまうことになるからです。

亜鉛の吸収を高める

カキ＋パプリカ……亜鉛の王様をビタミンCが応援

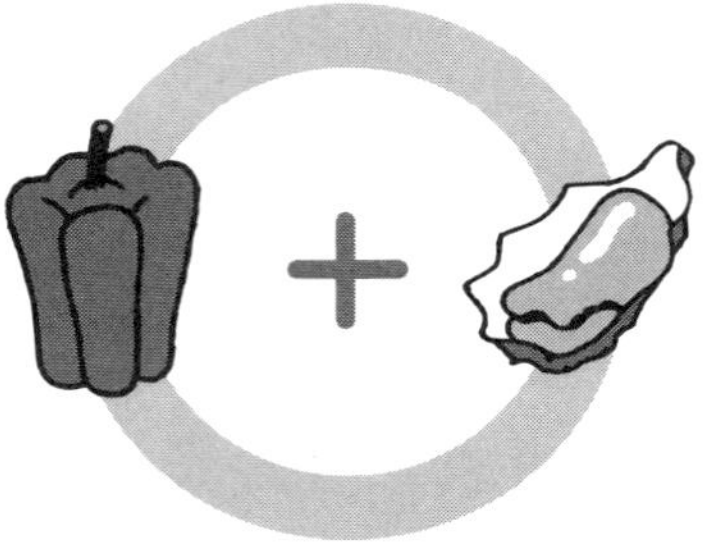

亜鉛は、私たち人間の体にも微量ながら含まれており、鉄や銅などとともに生体内必須微量元素と呼ばれます。亜鉛が皮膚の新陳代謝に作用し、創傷を修復する働きは、臨床で役立っています。また味覚やインスリンの生成や機能への関与、免疫機能の賦活《ふかつ》や生殖機能そのものなどに重要な役割をはたしています。亜鉛は90％は骨や筋肉中に存在し、組織濃度別では前立腺に最も多く認められます。亜鉛の抗潰瘍作用についてもすでに報告されています。

しかし、大きな欠点があります。吸収率があまり良くなく、また同時に摂る物質と一緒にくっついて体外に排出されやすいミネラルなのです。高齢になるにつれ、吸収率が低下していきます。亜鉛の吸収部位は十二指腸です。その吸収率は、5～10％あるいは20～40％と報告者によりさまざまです。

吸収率が悪い亜鉛なのに、残念ながら吸収を妨げる栄養素のほうが多いのが現実です。

食物繊維は小腸で亜鉛が吸収されるのを妨げ、カルシウムの摂り過ぎも吸収を妨げます。ホウレンソウに含まれるシュウ酸、豆類やゴマや玄米、小麦製品に含まれるフィチン酸、インスタント食品やスナックに含まれるポリリン酸も吸収を妨げます。アルコールの飲み過ぎもいけません。アルコール分解の補酵素となる亜鉛が大量に使われるため、亜鉛不足を招いてしまいます。

このようになかなか吸収が難しい亜鉛ですが、動物性タンパク質と一緒に摂ると亜鉛の吸収は促進されます。ビタミンAはタンパク質と協力し合って亜鉛の吸収を促進し、ビタミンCやクエン酸は栄養素を包み込むキレート作用が吸収を高めます。

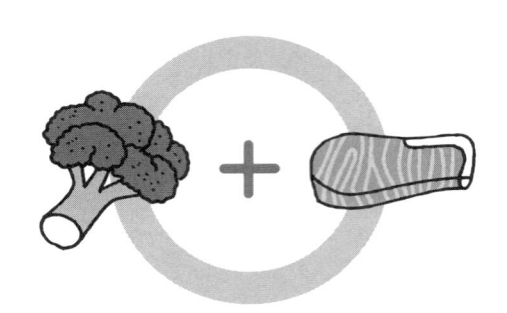

亜鉛の吸収を高めるためには、このような栄養素を含む食材と食べ合わせることが大切です。
そこでおすすめしたいのが、カキとパプリカの食べ合わせです。カキは亜鉛含有量ナンバーワンといわれます。パプリカはレモン以上にビタミンCを多く含みます。パプリカのビタミンCがカキの亜鉛の吸収を高めてくれます。
また、牛肉とブロッコリーの食べ合わせも効果的です。牛肉には動物性タンパク質とともに亜鉛が多く含まれています。ブロッコリーはアメリカ人のビタミンC供給源といわれるほど、ビタミンCを大変多く含む野菜です。ブロッコリーのビタミンCが亜鉛の吸収を助けます。ステーキの付け合わせにブロッコリー、しっかり覚えておきましょう。

カルシウムの吸収を妨げる

ココア＋牛乳……食物繊維が邪魔をする

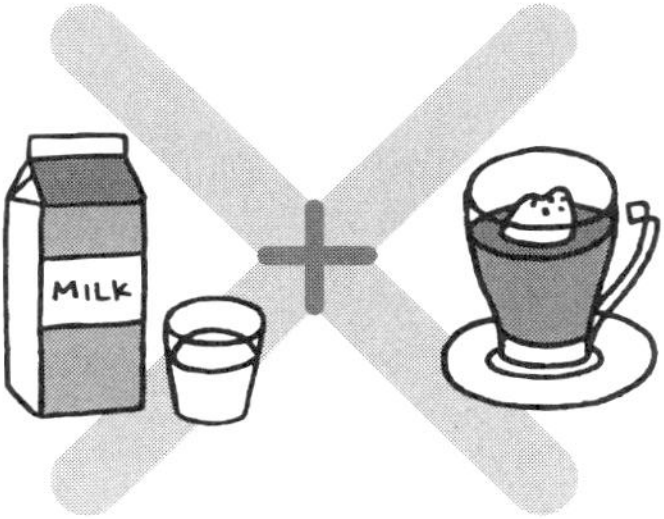

あなたはココアをよく飲まれますか？

ココアは、チョコレートと同じカカオ豆が原料ですが、チョコレートと違って粉末ココアは、カカオ豆から脂肪を取り除いたものです。鉄分、カリウム、ポリフェノールなどを多く含む栄養食品です。カリウムは塩分を排出するので高血圧予防になります。

ココアのカカオポリフェノールは量が多く、また抗酸化作用が強く、老化の原因の活性酸素の働きを抑制し、ガンや動脈硬化を予防するのでアンチエイジングに効果があります。また、紫外線で傷ついた肌を修復し、シミやシワやニキビができるのを防ぎます。カカオポリフェノールはＮＫ細胞を活発にし免疫力を高め、風邪やインフルエンザウイルスから守ってくれます。また、胃潰瘍や胃ガンとの関連が深いピロリ菌や病原性大腸菌Ｏ－１５７が増えるのを抑える働きもします。突然変異性のガン予防効果もあります。そのほかには、虫歯予防効果や、テオブロミンという成分が末梢血管を拡張し血流を良くし、体を温める効果もあります。意外なのは不溶性の食物繊維が多いことです。

ココアはダイエットに効果的です。その理由は脂肪の吸収を抑える効果が期待できるからです。エネルギーを蓄積しやすい夕食後にココアを飲めば、食事で摂取した余分な脂肪の吸収が抑えられます。うれしいではありませんか。

牛乳は人乳に比べ、タンパク質は約3倍、カルシウムは約4倍含まれ、炭水化物（乳糖）は2／3しか含まれていません。これは、牛やヤギは人より早く体が成長するために、タンパク質やカルシウムをより摂取する必要があるからです。一方、人乳は脳の発達に欠かせない乳糖がたくさん含まれているために、人間は脳の発達速度がとても速いのです。

牛乳のエネルギーは100ml中167kcalで、コップ1杯飲んでも1日の必要エネルギーの7％でしかないので、牛乳を飲んだからといって太る心配はありません。

牛乳はタンパク質、炭水化物、脂肪の三大栄養素をバランスよく含む他、ミネラル、ビタミンも豊富に含んでいます。牛乳の炭水化物はほとんどが乳糖で、乳糖は腸の働きを活発にしたり、善玉菌を増やしたりするとともに、カルシウムや鉄分の吸収を促進します。牛乳のカルシウム吸収率は40％と小魚と比べても高いのです。タンパク質は必須アミノ酸がバランスよく含まれます。

カルシウム不足解消に牛乳を飲みなさいといわれるのは、多く含まれているだけでなく、吸収率が高いからです。

このようにどちらも素晴らしい食品ですが、好ましくない食べ合わせなのは、ココアに多い食物繊維が牛乳のカルシウムの吸収を妨げてしまうことによるものです。同様の理由で、大豆やきな粉と牛乳の食べ合わせも、大豆やきな粉に多い食物繊維が牛乳のカルシウムの吸収を妨げてしまうのでおすすめできません。これでは骨粗鬆症予防も期待できませんね。

マグロ赤身＋カツオ……優れたタンパク質が禍《わざわい》に

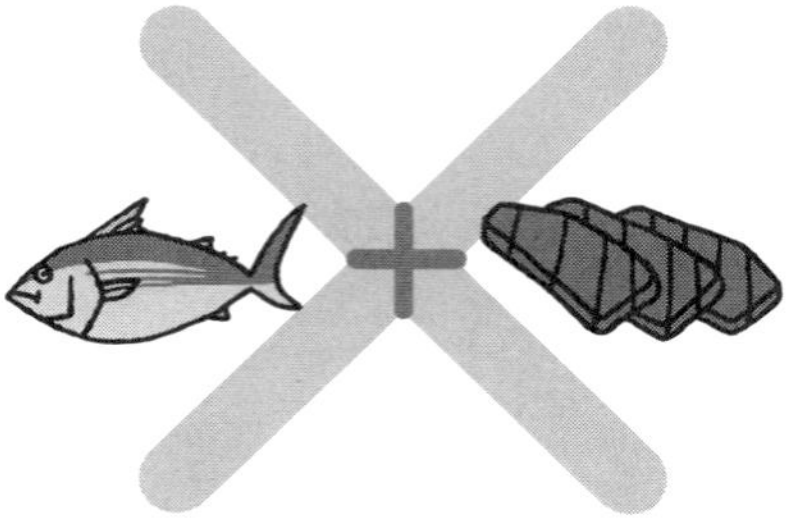

クロマグロで体長3m以上になる場合、同じ1尾でも背中の赤身と腹側のトロでは栄養的にはまったくの別物です。赤身はタイよりも脂が少なく、同じマグロでもトロの1／3カロリーになります。痩せたいときにこそバランスダイエットが必要です。赤身マグロには健康を守る栄養成分がいっぱいです。高タンパクで、メチオニン、シスチン等のアミノ酸が豊富に含まれています。脂肪はEPAがたっぷりで、EPAはプロスタグランジンというホルモンやビタミンに次ぐ第三の生体調整物質で、血管を拡張したり収縮させたりして血液をきれいにし、血栓などを予防します。

動物性とはいえ、赤身マグロにはリノール酸やリノレン酸といった不飽和脂肪酸が多いのです。ちなみにトロは赤身の20倍近くも脂を含むウナギ並みの高脂肪食品ですが、タンパク質は赤身のほうが多く含まれています。マグロに含まれるタンパク質はアミノ酸の配合が牛、豚よりも優れています。赤身マグロを食べていれば、鉄分やビタミンB_{12}などが摂れて、貧血予防にもなります。

マグロの赤身の鉄火丼は人気の丼ですね。漬け丼も若い人には大変人気です。これだけであれば問題はないのですが……。

カツオもマグロの赤身と同じように高タンパク、低脂肪のヘルシー食品です。それなのにこの2つの食べ合わせが好ましくないのは、皮肉にも、どちらも優れたタンパク質を含んでいるためなのです。

タンパク質のようにリン酸を多く含む食品を過剰に摂ると、カルシウムとリンが結合して、尿中のカルシウムの排泄量が極端に増えて、カルシウム不足を招くことになってしまうのです。お刺身の盛り合わせではよくある食べ合わせですけれども、避けていただきたいですね。

カルシウムの吸収を高める

ナッツ＋ヨーグルト……乳酸菌がしっかり働きます

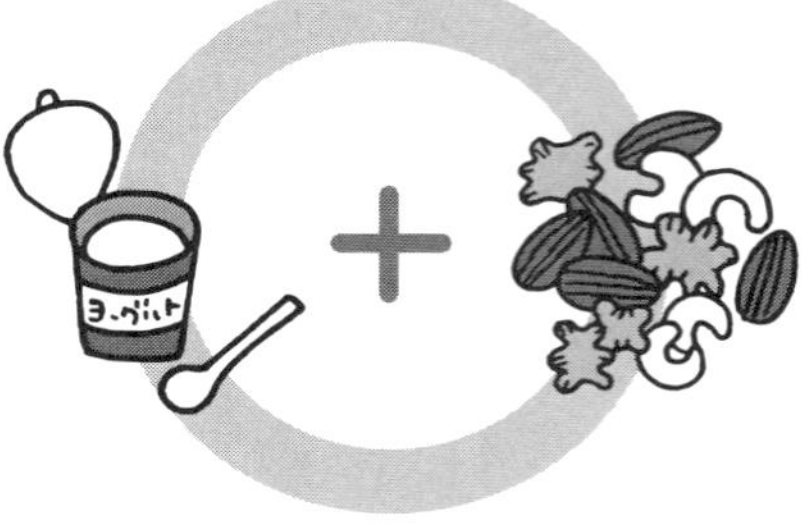

ナッツはヨルダンが原産といわれ、4000年も前から貴重な保存食として食べられていただけでなく、神様へのお供え物としても利用されていました。アーモンド、クルミ、ピスタチオ、マカデミアナッツ、カシューナッツなどがあり、中世には王侯貴族に珍重されていました。

ナッツの栄養価は、高タンパク、高脂肪、ビタミンB_1、ビタミンB_2、ナイアシン、葉酸、ビタミンE、カルシウム、マグネシウム、カリウム、鉄、亜鉛、銅などを含みます。とくにカリウムがナトリウムより多いので、高血圧や心臓病予防効果があります。アーモンドやカシューナッツは肉同様、タンパク質を20％も含み、動物性タンパク質とのバランスを取るのに最適です。

アーモンドは、毛細血管を活性化して脳の老化防止や心臓病の予防効果があるビタミンEを100g中に30mgと最も多く含んでいるので、1日にアーモンドを20粒食べれば1日分のビタミンEを摂ることができるとされています。アーモンドやピスタチオは水溶性食物繊維および不溶性食物繊維も多く、結腸を丈夫にし、便秘予防に効果があります。

子供たちも好きなので、おやつだけでなく、中華風に肉や野菜と一緒に炒めると、歯ごたえもあり、楽しいメニューが味わえます。

一方、ヨーグルトは、ブルガリアのスモリアン地方の100歳以上の長寿者のうちで300人が毎食後にたっぷりと食べていることが世界に向けて報道されてからというもの、長寿食品として一躍有名となりました。

一時カスピ海ヨーグルトが大変なブームを引き起こして以来、ヨーグルトを手作りして楽しむ人も多いようです。種菌があれば次から次へと絶えることなく作ることができます。ポットさえあれば誰にでも簡単にできるという手軽さが受けたようです。

ヨーグルトは乳酸菌が生きていますので、寒いときでもアイスクリームと同じように生で食べます。最近は胃酸にも強く、乳酸菌が腸まで生きたまま届くヨーグルトもあります。

ヨーグルトの主成分は乳酸で、胃酸の分泌をコントロールし、胃の機能を正常に保ちます。腐敗防止作用があるとともに炭酸とアルコールが少量含まれているので、腸管の神経を刺激して蠕動運動を促します。乳酸の作用でカルシウムが吸収しやすい乳酸カルシウムに変化していて、ビタミンB群も増えます。乳酸菌が作り出すペプトンとペプチドは肝臓や腸の機能を高め、乳酸菌が作り出す抗生物質がガン予防効果をもたらすようです。

ナッツとヨーグルトの食べ合わせは、ヨーグルトの乳酸菌がナッツのカルシウムやマグネシウムの吸収を促進してくれるので、骨粗鬆症にも負けず、ストレスにも打ち勝つ心身共に強い体を作ることができます。

牛乳＋干しシイタケ……ビタミンDも働き者

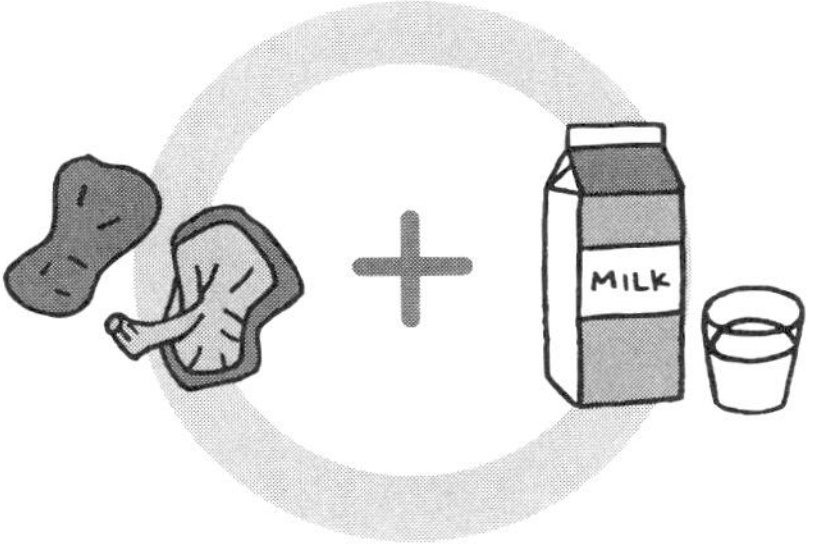

牛乳に多く含まれるカルシウムを、より多く吸収するのが、干しシイタケです。シイタケは、キチン、ヘミセルロース、トレハロース、マンニット、干しシイタケのように紫外線をうけるとビタミンDに変わるエルゴステリンを多く含みます。シイタケは、インターフェロン誘導物質シイタケウイルスを含むことで、その制ガン作用も注目されています。シイタケウイルスは、菌糸体および胞子に包まれているので、傘が開いて胞子が落ちてしまったものは効果が薄いです。牛乳と干しシイタケの食べ合わせは、干しシイタケのビタミンDが牛乳のカルシウムの吸収を高めることで、骨粗鬆症予防効果も増すことになります。

ビタミンB_1を破壊する

生エビ＋イクラ……寿司屋に行くとき忘れずに

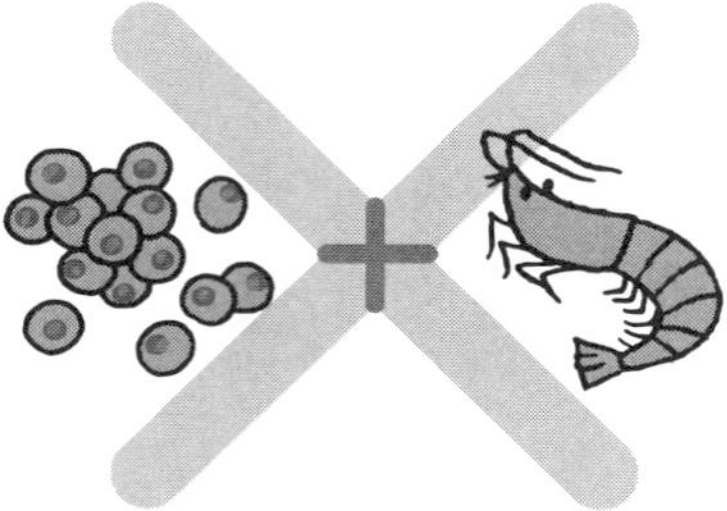

ビタミンB_1の主な働きは、糖質を分解し、エネルギーに変えることです。また、神経のビタミンとしても知られ、脳の働きを活発にして、精神を安定させる働きも持っています。さらに疲労物質である乳酸の分解を促進して、疲労回復をはかる大切な栄養分でもあります。

ただ、ビタミンB_1は失われやすく、不足しがちな栄養素です。ですから多く摂ることを心がけるべきですが、せっかくのビタミンB_1を台無しにする食べ合わせもあります。

それが生エビとイクラの食べ合わせです。

エビは種類も多いですが、全般的に高タンパクで低脂肪、糖質はゼロなのでダイエットには最適といえましょう。エビには、血中のコレステロール値を下げ、動脈硬化などの生活習慣病の予防に効果のあるアミノ酸のタウリンが豊富に含まれています。

さらにエビには血液をサラサラにし、動脈硬化や痴呆症を予防し、頭の働きを良くするとして受験生に人気のＤＨＡを含みます。男性の精子の生成や味覚障害を予防する亜鉛や、鉄分から赤血球中のヘモグロビンが作られるのを助ける働きのある銅も含まれています。

捨ててしまうことの多い殻には、骨や歯を作り、骨粗鬆症の予防効果のあるカルシウムやコレステロール値や血圧を下げたりするキチン質（キチン・キトサン）が含まれます。キチン質は脂肪と結合して膵臓《すいぞう》のリパーゼの働きを阻害して、腸からの脂肪の吸収を抑えダイエット効果もあります。

こうした点から考えれば丸ごと食べられる桜エビは理想的といえましょう。桜エビは、サクラエビ科に属するエビの一種で、深い海に生息する小型のエビです。カルシウムとキチン質の塊のようなエビです。

イクラは、皮膚や粘膜を強化するビタミンAとエネルギー代謝を助けるビタミンB_1をはじめとするB群、抗酸化作用のあるビタミンEとカルシウムとその吸収を助けるビタミンDと、人の体に必要な成分を多く含んでいます。ストレスに強くなるパントテン酸も含まれ、さらには貧血予防に良いビタミンB_{12}と葉酸が多いのも女性にとってはとくにうれしいことです。唯一気になる点と言えばコレステロール値が高いのですが、中性脂肪を減らし、脳細胞を活性化する働きのあるEPAやDHAを含みますので、思うほどには心配はいりません。

ちなみに、美味しいイクラの選び方は、粒が大きくふっくらしていて、ツヤとハリがあるものが良いとされています。

生エビとイクラの食べ合わせがなぜいけないのかといいますと、イクラにはエネルギーを生み出すビタミンB_1がたっぷりと含まれているのですが、生のエビにはビタミンB_1破壊酵素のアノイリナーゼが含まれているのです。

お寿司屋さんでやってしまう食べ合わせですが、もったいない食べ合わせなのです。

ビタミンB_1の吸収を高める

豚肉＋ニンニク……中華の人気メニューは体にもいい

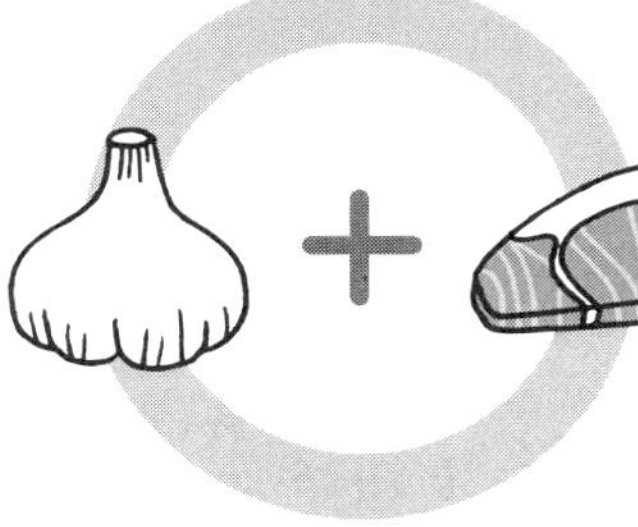

豚肉は、活力の源であるビタミンB_1が豊富で、タンパク質のアミノ酸バランスがいちばん良く、脂肪はリノール酸が多く、鶏肉と似ています。ビタミンAのほかにB_1、B_2、B_6、ナイアシン、葉酸といったビタミンB群や亜鉛を多く含んでいます。
とくにビタミンB_1は、牛肉や鶏肉の5～10倍も多く含んでいて、食肉の中ではトップクラスです。ビタミンB_1は水溶性なので脂肪の少ないヒレ肉にとくに多く、バラ肉の2倍のビタミンB_1を含んでいます。ビタミンB_1はごはんやパンといった糖質をエネルギーに変える大切なビタミンです。

また、ビタミンB_1は「疲労回復のビタミン」ともいわれ、エネルギー代謝によって生じる、疲労物質の乳酸が体内にたまるのを防いでくれます。

といったような理由から、ビタミンB_1が不足すると、体力や気力が低下して、疲労が蓄積していつの間にか慢性化してしまい、思わぬ結果を招くことにもなりかねませんので、ビタミンB_1不足は要注意です。

ビタミンB_2は、発育に関わっています。ナイアシンは血行を良くしますので、冷え性予防になります。葉酸というと妊婦の栄養素と思われがちですが、貧血にも効果的ですから、女性には朗報です。また、男性に関しては、精子を正常に保つのに役立つという発表がカリフォルニア大学でなされています。

ニンニクは「古事記」や「日本書紀」にも記載があり、古くは薬用とされていました。精力がつきすぎるということから、仏門では禁じられた影響で、日本料理には使われませんでしたが、西洋では古くからスタミナ食として食べられ、4500年前のピラミッド建設時に労働者が食べ、古代ギリシャでも食べられていました。

ニンニクにはイオウ化合物の硫化アリルのアリインという成分が含まれてい

て、これが調理の際に刻まれて細胞が壊れると、酵素の働きでビタミンB_1の吸収を促進するアリシンという成分になります。胃ガンや大腸ガンに対する防御作用を持ち、ニンニクの化合物がガン細胞の生育を抑制するとも報告されています。さらに、ニンニクは多くの抗酸化作用を持ちます。

また、ニンニクは、粥《じゅく》状《じょう》動脈硬化によって傷ついた動脈の修復を助け、他の心臓病に対しても防御効果を持ちます。

研究によれば、ニンニク1片半ほどを毎日食べることで、9%もコレステロール値を減少させるそうです。ただし、ニンニクには溶血作用があるので、胃の弱い方は生で食べることは避けてください。

豚肉とニンニクの食べ合わせは、ニンニクのアリシンが豚肉のビタミンB_1の吸収を助けるので、疲労回復に効果的です。

アリシンはタマネギにも多く含まれていますので、豚肉とタマネギの食べ合わせもおすすめです。

ビタミンCを破壊する

キュウリ＋トマト……ドレッシングを忘れずに

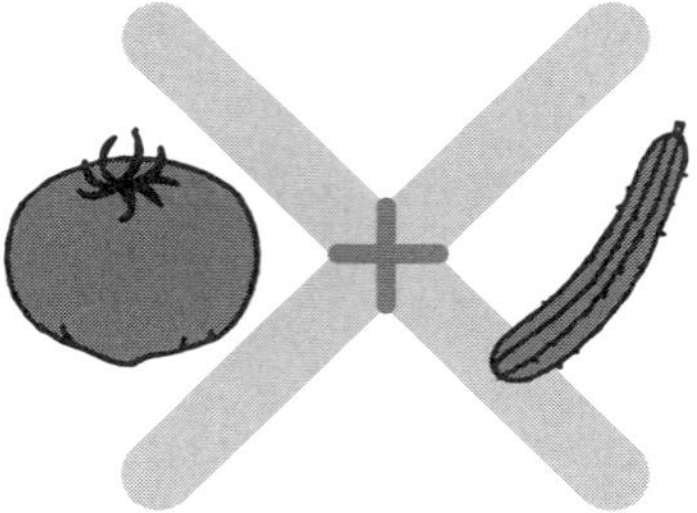

健康のためにと野菜サラダを毎日食べている人も多いことでしょう。この組み合わせに「どうして⁉」と驚かれたのではないでしょうか。

キュウリにはシトルリンという成分が含まれていますが、これは人の血液や尿、細胞中など全身にくまなく存在していて血管を広げ、血流量を増やす働きがあります。血流が良くなることで女性の冷え性の予防や改善、むくみの防止、肩こりの改善などの効果が期待できます。男性には精力増強の効果などが期待されています。シトルリンにより、血管が広がり、血流量が増え、海綿体が充血しやすくなるとのことです。成長ホルモンの分泌促進による、筋肉増強や運動機能の向上効果もあります。

独自の青臭さはピラジンという成分で、血液をサラサラにする効果があり、血栓や心筋梗塞、脳梗塞を予防する効果があるとされています。この他、イソエルシトリンという機能成分により、むくみの解消や、のぼせの改善効果などが期待できます。苦みのもとは、ククルビタシンという成分です。ククルビタシンには、いろいろな種類がありますが、その中の一部には、抗腫瘍性の作用があることが知られています。ただし、気になるのが、ビタミンCを破壊する酵素のアスコルビナーゼが含まれていることです。

一方、トマトは「トマトが赤くなると医者が青くなる」といわれているほど、さまざまな効能があります。トマトには、鉄分の吸収を高め、抗酸化作用があり、コラーゲンの合成に必要なビタミンCが多く含まれています。ビタミンCは不足すると肌のツヤがなくなり、いろいろな病気になりやすくなります。リコピンやβ－カロテンやルチンも含まれています。リコピンは老化の原因といわれている活性酸素を退治してくれる物質で、熱にも強く、ジュースやソースにすると体内への吸収がアップします。また、抗ガン作用があるということで話題にもなりました。β-カロテンは、ビタミンAの作用をするという働きのほかに、有害な活性酸素から体を守る抗酸化作用や、免疫を増強する働きがあることがわかってきています。β-カロテンを十分に摂取することによって、心疾患やある種のガンのリスクが低減することも示されています。ルチンという物質は血圧を下げる作用があるので、高血圧の予防にもなります。

うれしいことに、トマトにはダイエット効果があることもわかっています。トマトに中性脂肪を抑える成分が含まれているのです。ダイエットをするのであれば、1日の時間帯の中で最も代謝が低下するのが睡眠中なので、トマトを夜食べることで中性脂肪の消費が活発になり効果的です。トマトは低エネルギーで、生でまるごと1個食べても約40kcalでしかありません。

キュウリとトマトの食べ合わせがどうしていけないのか、その理由はキュウリに含まれるアスコルビナーゼがトマトのビタミンCを破壊してしまうのです。もったいない食べ合わせですが、実はキュウリにお酢をかけることで問題は解決しますので、ご安心ください。サラダにはぜひドレッシングを。

ニンジン＋ダイコン……破壊酵素が働き出す

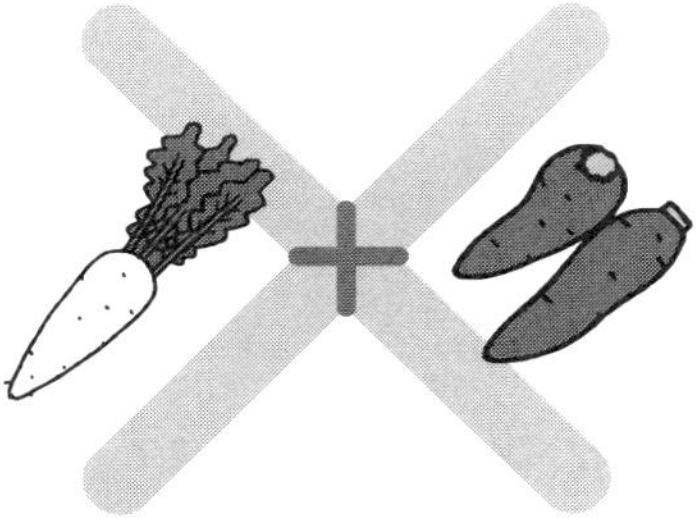

ニンジンは緑黄色野菜の特徴であるカロテンの多さが特長の一つです。カロテンは生で食べるよりボイルしたり、油で調理したほうがずっと吸収率が良くなります。カロテンは皮の部分に多く含まれていますので、なるべく皮は捨てずに利用したいものです。

ニンジンを常食することで風邪などの細菌感染の予防になります。これはニンジンに含まれるカロテン（ビタミンA）が、のどや鼻の粘膜を丈夫にし、細菌に対して免疫力を高める効果があるからです。またカロテンには血圧を低下させる効果があることも知られていますので、ジュースにして朝昼晩、3食ごとに飲むと良いでしょう。さらに抗ガン作用があるともいわれています。体内の物質の酸化や変質を防ぐ働きもあるので、夜盲症（トリ目）を改善し、視力の強化に役立ちます。また、肌をなめらかにする効果があるので、乾燥肌の人や皮膚の角質化が気になる人にもおすすめです。

ただ、ビタミンCを酸化させる酵素アスコルビナーゼを含んでおり、ビタミンCが破壊されてしまうので、食べ合わせには注意しましょう。ジュースなどにする場合は、お酢を加えるとこの働きを止めることができます。酵素は48度で効力を失いますので、煮物の場合は心配ありません。

ダイコンは郷愁を感じさせ和食に欠かせない野菜です。芝居のへたな役者のことを「大根役者」といいますが、これはダイコンを食べても決して食あたりしないことに「当たらない役者」をかけたものです。

ダイコンの栄養素としては、まず豊富なビタミンCが挙げられます。ただし、ダイコンのビタミンCは中心部より表面の皮のほうが約2倍も多く含まれていますので、皮ごと食べることをおすすめします。

ダイコンは、でんぷんの消化酵素であるジアスターゼが多く含まれているほか、グリコシダーゼなどの酵素が含まれているため、食物の消化を助けるとともに腸の働きを整えてくれる効果があります。ジアスターゼにはまた、焼き魚の焦げた部分に含まれる発ガン物質の解消をはじめ、高い解毒作用もあり、付け合わせのダイコンおろしなどはまさに理にかなった食べ方といえるでしょう。

ダイコンの辛み成分のアリル化合物にも、胃液の分泌を高めて消化を促進する働きが認められています。

葉は根の部分よりビタミンCが多く、根には含まれていないカロテンも、葉には多く含まれています。さらに葉の部分には、ビタミンB群や鉄などの成分を含み、まさに栄養豊富な野菜です。葉つきダイコンを手に入れた際は、もったいないので葉は捨てずに食べるようにしてください。

ニンジンとダイコンの食べ合わせに問題があるのは、ニンジンにダイコンのビタミンCを破壊する酵素アスコルビナーゼが含まれているので、もったいないということです。

ビタミンCの効果を高める

カリフラワー＋バター……ビタミンAが強力サポート

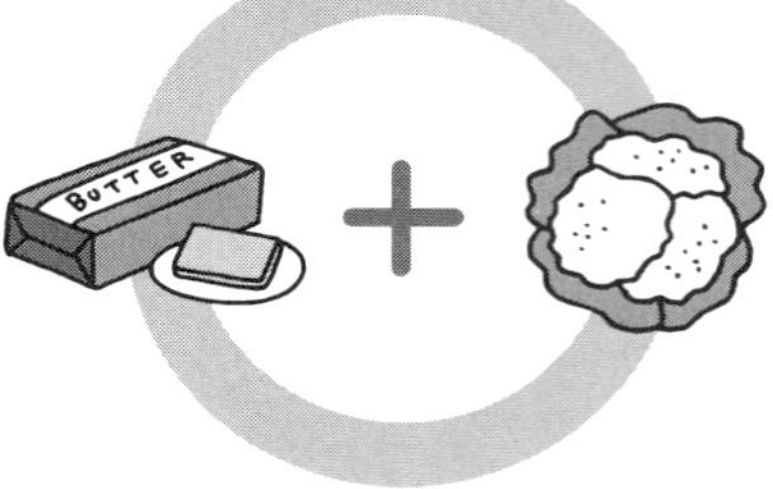

体に大切なビタミンCですが、残念ながら吸収を高める食べ合わせはありません。ここでは少しでもビタミンCの効果を高める方法について説明しましょう。

まずは第一に、ビタミンCは熱や水に弱いので、ジャガイモのようにでんぷんに守られているもの以外は、生で食べることをおすすめします。

日本人の食事摂取基準（２０１０年版）では、耐容上限量（過剰摂取による弊害を起こさない摂取量）は定められておりませんが、一度に３〜４g摂取すると下痢を起こす場合があります。日常生活で3度の食事のときにまんべんなく摂取するようにしましょう。

一緒に摂ると効果的な栄養素として、ビタミンEが挙げられます。ビタミンEは「いち早く活性酸素と結び付き、その効力を失わせる」という働きがあります。この働きによって、細胞が酸化するのを防ぐことができるのです。活性酸素と結びついたビタミンEは、その抗酸化力を失いますが、そこでビタミンCが働きかけをすることによって、再びその強力な抗酸化力が復活します。つまり、ビタミンEとビタミンCを一緒に摂取することで、「ビタミンEの持つ抗酸化力がより高められる」ということは、体内での吸収効果が高まることにつながります。

またビタミンAやβ-カロテンは、ビタミンCの酸化を防ぐことで、その効果を高めることにつながりますので、おすすめはこれらを多く含む食材との食べ合わせです。この点では、カリフラワーとバターの食べ合わせは、バターのビタミンAがカリフラワーのビタミンCの酸化を防ぎます。また、トマトとレモンの食べ合わせは、トマトのβ-カロテンがレモンのビタミンCの酸化を防ぎます。

カロテンの吸収を阻害する

カボチャ＋マグロ……DHAもときには悪さをする

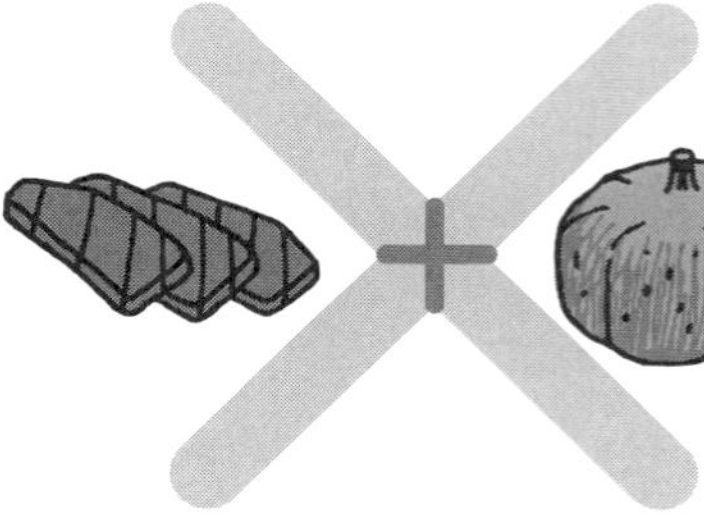

ビタミンAは動物性食品のみに含まれ、植物性の食品には含まれていませんが、植物性の食品にはビタミンAの一種である、カロテンといわれるポリフェノールに分類され、緑黄色野菜の色素成分となる一群があります。カロテンにはα、β、γなどがありますが、それらの90％はβ－カロテンが占めています。ですので、一般的にカロテンという場合は、β－カロテンのことをいいます。

β－カロテンは体内では肝臓に貯蔵され、ビタミンAが不足しているときにビタミンAに変換されて働きます。小腸で摂取されたβ－カロテンのおよそ1／6程度が変換されるといわれ、甲状腺ホルモン、亜鉛、ビタミンCなどがこの変換を促します。ビタミンAは脂質とともに小腸粘膜上皮細胞に吸収され、一定量は肝臓に貯蔵され、他は血液によって各組織のタンパク質と結合し、組織を健全に保護する働きをします。β－カロテンの場合は、体内でビタミンAが不足した場合に、必要量だけがビタミンAに変換されます。変換されないβ－カロテンは脂肪組織に蓄えられ、抗酸化物質として働くか、排泄されます。

動物性食品のビタミンAは、脂溶性ビタミンなので摂り過ぎると過剰症の心配が出てきますが、β－カロテンは体内で必要量のみビタミンAへと変換されるのでその心配はありません。

β－カロテンの吸収を妨げるものはほとんどありませんが、魚に含まれるEPAとDHAはβ－カロテンの吸収を妨げる恐れがあるので、食べ合わせは避けて別々に摂るようにしましょう。

例えばマグロとカボチャは、マグロのDHAがカボチャのβ－カロテンの吸収を阻害する可能性があります。同様に、ニンジンとサンマの食べ合わせは、ニンジンのβ－カロテンの吸収をサンマのDHAが妨げる恐れがあります。

カロテンの吸収を高める

ニンジン＋バター……吸収率を5倍高める名コンビ

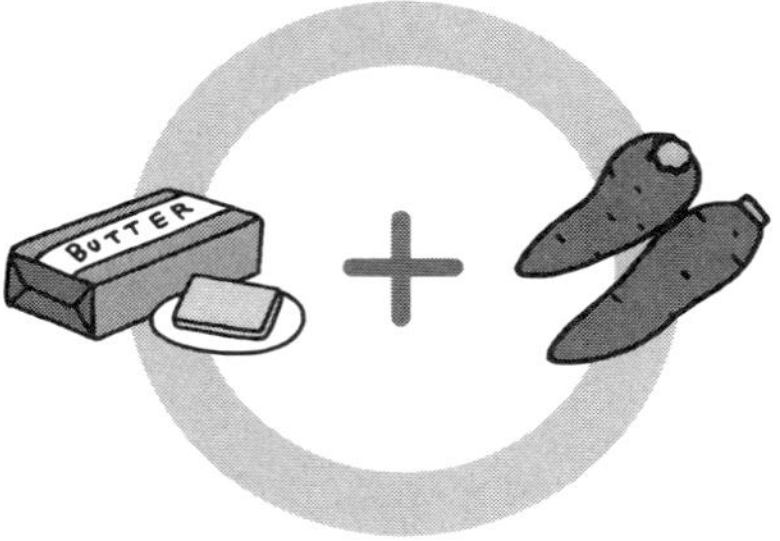

前にも述べましたがニンジンは緑黄色野菜の特徴であるβ－カロテンの多さが特長の一つです。β－カロテンはニンジンの皮の部分に多く含まれています。

β－カロテンは、生で食べるよりボイルしたり、油で調理したほうがずっと吸収率が良くなります。バターはカロリーやコレステロールが多いなどとして、ダイエット志向の人からは敬遠されがちですが、最近ではバターの優れた栄養価が見直されています。バターは大別すると無塩バターと食塩を少量含む有塩バター（普通のバター）に分かれます。

有塩バターは、牛乳の上部に浮かぶ脂肪分から水分を出し、脂肪のみになったものを専用の方法で固めたもので、2％程度の塩分を含んでいます。保存性が高いのが特長です。一方、無塩バターは、製法はさほど変わらないのですが塩分を含んでいません。両方の特徴は、ほとんど牛乳と塩だけで作られていて、食品添加物は原則的に含んでいないものが多いという点です。

バターは牛乳から作られていますので、牛乳同様カルシウムやカリウム、マグネシウムを含んでいます。ビタミンAが豊富で、ビタミンDやビタミンEも含んでいます。飽和脂肪酸が多いので、摂り過ぎると血中のコレステロール値を上げたり、酸化により過酸化脂質を生じます。しかし、気になるコレステロールも1枚のトーストに塗るバターの量は5g程度なので、この程度なら気にすることはありません。

ニンジンとバターの食べ合わせは、バターがニンジンのカロテンの吸収率を5倍も高める効果があるのです。肌や粘膜が健康になり、風邪やガン予防効果が得られます。

トマト＋オリーブオイル……活性酸素の害も防ぐ

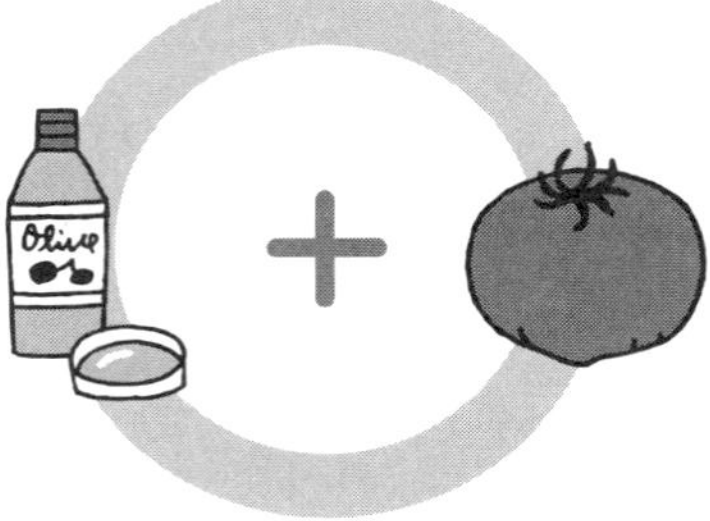

β－カロテンは油で調理すると吸収率が高まるという例で次に挙げたいのが、トマトにたくさん含まれているβ－カロテンの吸収率を、オリーブオイルが高めるという食べ合わせです。オリーブオイルの栄養成分で最も注目したいのはオレイン酸で、食品の中でもとくに含有量が多く、脂肪酸の約70～80％を占めています。オレイン酸は、体内で血中の悪玉コレステロールだけを減らす効果があり、胃酸の分泌調整や、腸内を滑らかにして腸の運動を高めてくれる効果があります。

また、酸化しにくい性質があり、β－カロテン、ビタミンEも含まれているので、活性酸素の害を防ぐ効果もあります。

ピーマン＋油……油はβ－カロテンの恋人

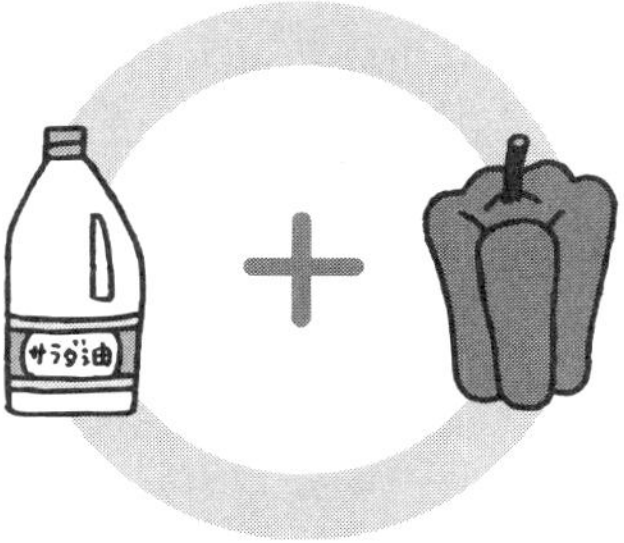

ピーマンもβ－カロテンが多く、ビタミンCや葉酸なども多く含んでいます。臭いはピラジンという成分で、血液サラサラ効果があり、血栓や血液凝固を防ぐ効果もあります。緑色の色素はクロロフィルで、貧血予防や血中コレステロールを下げる働きがあります。ビタミンCや葉酸は熱に弱いので生食が良いのですが、クロロフィルは脂溶性なので、サラダの場合はドレッシングが不可欠です。油にはバターのような動物性とオリーブオイルのような植物性がありますが、どちらもβ－カロテンの吸収を高めます。ピーマンとの食べ合わせは、油がピーマンのβ－カロテンの吸収率を5倍も高めることができるので、炒め物もおすすめです。

タンパク質の吸収を妨げる

卵＋抹茶……ダイエットにはつながりますけど

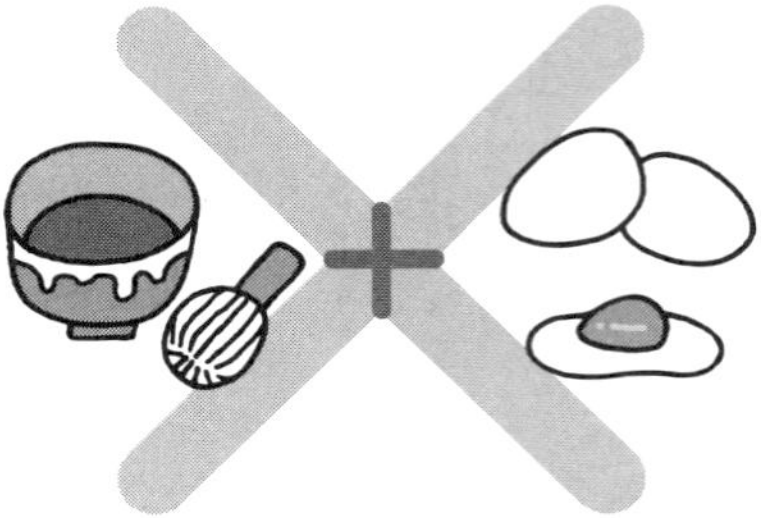

タンパク質が主に消化吸収されるのは胃で、胃は酸性でなくては本来の働きができません。胃酸は酸性ですが、糖質を同時に摂ると、糖質が胃の中に滞留してアルカリ性に偏り、タンパク質の消化が阻害されます。例えば糖質のごはんのおかずに魚を食べれば、この状態を招くことになり、当たり前の食べ合わせが、タンパク質の消化吸収を妨げることにもなるのです。

また水やアルカリ性のものを多く摂り過ぎると、胃の中が酸性でなくなり、十分な消化活動ができなくなり、食べたものが未消化のまま腸まで行ってしまいます。その結果、腸に留まり、腐敗を招き、毒素が発生してしまうことになります。胃の中を消化に適した酸性に保つために、水分の摂り過ぎは避けるようにしましょう。

タンパク質は腸に送られてからも吸収しますが、これを阻害するのが食物繊維です。食物繊維には、水に溶ける水溶性と水に溶けない不溶性とがあります。水溶性は粘りがあって、胃腸内をゆっくり移動するので、お腹がすきにくく食べ過ぎを防ぎます。大腸内で分解・発酵すると、ビフィズス菌等が増えて腸内環境が良くなり整腸効果があります。不溶性は、胃や腸で水分を吸収して大きく膨らみ、腸を刺激して蠕動運動を活発にし、便通を促進します。

このような点から、タンパク質の吸収を妨げる食べ合わせとして、卵と抹茶が挙げられます。卵料理を食べた後に抹茶を飲むと、抹茶の不溶性食物繊維が卵のタンパク質の吸収を妨げます。同様に、お刺身に添えられている海藻も食物繊維が豊富で、魚のタンパク質の吸収を妨げます。

ただこれは決して悪い食べ合わせといえません。タンパク質の吸収が妨げられるということは、ダイエットにつながるということなのです。

タンパク質の吸収を高める

タコ＋もずく……水溶性食物繊維がしっかり働く

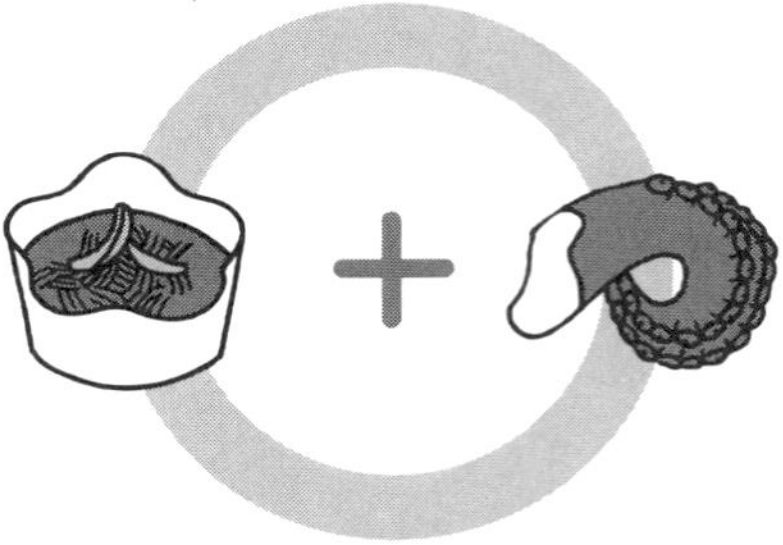

タコは高タンパク、低カロリー食材です。脂質や糖質の代謝に優れたビタミンB_2も、他の魚の2～5倍と大変豊富に含まれています。加熱によってビタミンB_2は失われますが、生で食べるお刺身なら問題なく、粘膜や皮膚、髪を保護し、細胞の再生をサポートします。

ただし、消化があまり良くないので食べ過ぎに注意しましょう。

特筆すべきは、魚介の中でもトップクラスの量を含むタウリンです。以前は低脂肪でも動脈硬化の原因となるコレステロールが多いとされ、敬遠されていましたが、最近は豊富なタウリンがコレステロール値を下げる働きがあることがわかり、存在が評価され、一躍健康食材に名を連ねました。

もずくは日本人に不足しがちなカルシウムが豊富です。カルシウムの働きを助けるマグネシウムもバランスよく含まれています。他に海草の中でアルギン酸を最も多く含み、チロシンという頭の回転を良くするアミノ酸も含んでいます。もずくのヌルヌル成分はフコイダンという水溶性の食物繊維の一種です。水溶性食物繊維は、粘質性と保水性があるのが特徴で、糖分を吸収する速度をゆるやかにし、食後の血糖値の急激な上昇を抑える働きがあるといわれています。また、血液中のコレステロール値を減少させる働きがあることから、糖尿病や高脂血症の方に効果的とされています。

タコともずくの食べ合わせは、もずくのフコイダンがタコのタンパク質の吸収を助けるので、スタミナがつきます。同じ食物繊維でも水溶性はタンパク質の吸収を助け、不溶性は吸収を妨げるのですから、食べ合わせはとても大切なのです。

ビオチンを破壊する

納豆＋生卵……やめられないなら黄身だけに

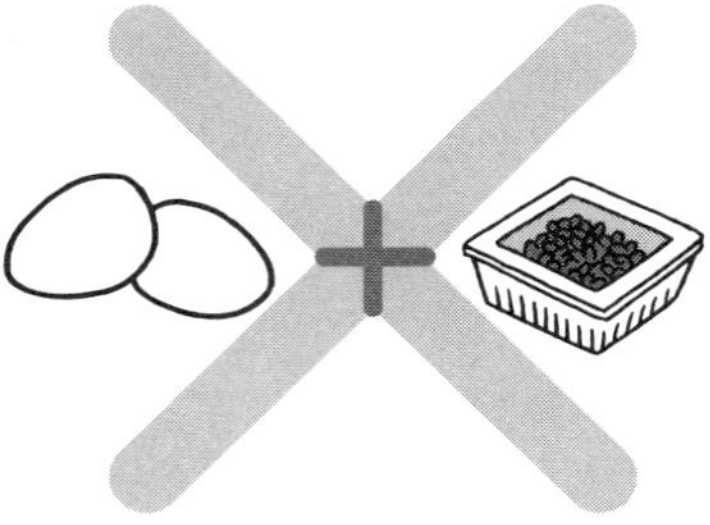

納豆は多くの優れた栄養素を含み、日本人の健康を支えている代表的な食品です。

納豆には体の倦怠感を除去し皮膚や粘膜を守るビタミンB_2のほか、ビタミンEも多く含まれていて、これが末梢の血管まで血行を促進するので、健康的な肌を作ってくれます。さらにビタミンEは、女性ホルモンの分泌をスムーズにして、美白、美容効果を上げてくれます。

納豆菌によってアミノ酸化されたタンパク質や、ナットウキナーゼをはじめとするさまざまな酵素が含まれていて、その中のプロテアーゼは、血圧を上げる酵素を抑制する働きがあり、血圧降下剤にも使われています。納豆にはカルシウムも多く含まれ、アミノ酸が消化・吸収を助けてくれます。だから納豆の好きな子供は骨が太く、体形もがっちりしてきます。また、高齢者に多い骨粗鬆症を防ぐためにも、カルシウムは積極的に摂取すべきです。また、納豆に含まれるサポニンには血管を丈夫にして血行を良くする働きがあるので、肩こりや疲労を取り除いてくれます。イソフラボンは、女性ホルモン様の働きをするので、女性をより女性らしくしてくれます。

ネバネバ成分のムチンは、悪酔いを防いでくれる貴重な物質になります。ムチンが薄く膜を張るように胃壁をカバーして、胃が直接アルコールを吸収する前にムチンが吸収してくれるのです。もちろんそのアルコールも、ムチン自体の分解とともに、やがては胃に吸収されていきますが、それがゆっくりと吸収されるために悪酔いしないわけです。お酒をたしなむ方にはうれしいですね。

卵は、完全食品と呼ばれているように、ビタミンC以外の人体に必要な栄養素をまんべんなく含んでいる素晴らしい食品で、ガンやアレルギーの予防、細胞の老化を防ぐ働きや、視力や脳の機能を保ち、それを改善する作用があると考えられています。タンパク質は良質で必須アミノ酸を多く含んでいます。含有される成分では、オボムコイドやルテイン、レシチンなどがあります。オボムコイドはアレルギー症状を改善する作用があるといわれており、卵白に含まれています。ルテインはガンを抑えたり、老化を防ぐ働きがあるといわれており、活性酸素を除去する作用があるとされます。レシチンは記憶力向上作用があるとされ、神経組織や脳細胞に働きかけます。このため、老人性認知症の改善に有用とされており、また細胞膜を作る際に必要な成分です。

さて、納豆＋生卵という組み合わせがどうして悪いのか、と思われる方が多いでしょう。それほど当たり前の食べ合わせですよね。

納豆＋生卵の食べ合わせは、卵白に含まれるアビジンというアミノ酸が納豆のビオチンを破壊してしまうのです。ビオチンはビタミンの一種で、皮膚を健康に保つ働きがあります。いろいろな食品に含まれているので基本的に心配はいらないのですが、不足すると代謝を悪化させ、老化を促進させてしまいます。

どうしても納豆に生卵をかき混ぜて食べたい人は、卵白を除き、黄身だけにしましょう。

ビオチンの吸収を高める

レバー＋ゴマ……ビタミンB_1がいい働きをする

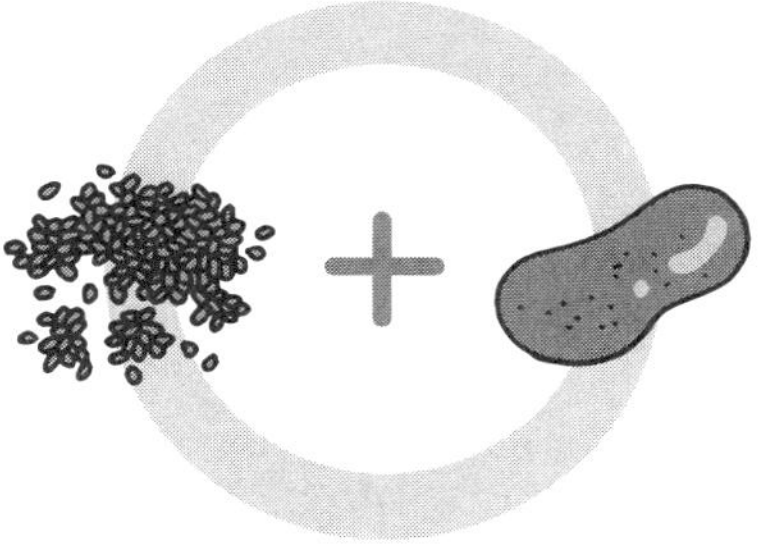

前頁に出てきたビオチンについて詳しく説明しましょう。

ビオチンはビタミンB群の一種で、別名「ビタミンH」といいます。腸内細菌によって作られ、皮膚や髪の健康を保つ作用があります。また、水溶性で三大栄養素の糖質・脂質・タンパク質がエネルギーに変わるときにそれぞれの代謝を助ける役目をしています。

糖質の代謝では重要な働きを果たしているピルビン酸カルボキシラーゼの補酵素として作用し、タンパク質や脂質の代謝にも深く関与しています。ビオチンはとくに髪や皮膚の健康に深く関与しているビタミンで、そもそも皮膚炎を予防することから発見され、皮膚炎を起こすヒスタミンの産生を抑制する働きがあります。

　アトピー性皮膚炎や脂漏《しろう》性湿疹、脱毛、白髪などの改善にも有効と考えられていますが、詳しいことはまだ明確になっていません。

　ビオチンは、微量ながらもさまざまな食品に広く含まれていることや、腸内細菌のバクテリアによっても合成されるので、通常の食事を摂っていれば、欠乏症になることはないといって良いでしょう。

　しかし、抗生物質を長く服用するなどして腸内細菌のバランスが崩れると、ビオチンの合成量が低下するので、普段の食事からきちんと摂ることが大切です。極端な偏食者や経管栄養（体外からチューブで消化管内に流動食を投与する）を長期間受けている人などに、皮膚炎や脱毛、食欲不振などのビオチン欠乏症がみられることが確認されています。

　前項で述べたように、生の卵白を多量に摂ると、卵白中のアビジンというタンパク質がビオチンの吸収を妨げ、欠乏状態を起こすことがあります。炊きたてのごはんに生卵をかけて食べるのはとても美味しいですが、ほどほどにしたほうがいいですね。卵白は加熱すれば問題ありません。

アルコールの摂り過ぎもビオチン不足を招きます。鎮静剤の飲み過ぎもビオチン欠乏を招き、ストレスで腸内環境が悪化した場合、ビオチンが合成されなくなります。ビオチン不足は老化を促進させたり、肥満の原因になるともいわれていますので、とくに男性の方は飲酒はほどほどにしましょう。あまりストレスがたまらないように、自分なりの発散法で、リラックスできる時間を作るように心がけてください。

普通の食生活をしていればビオチン不足を心配することはないだけに、とくに吸収を高める栄養素というのはありません。

あえておすすめするとすれば、レバーとゴマの食べ合わせです。ゴマのビタミンB_1が、レバーのビオチンの吸収を高めます。また、玄米ごはんとイワシの食べ合わせは、イワシのビタミンAが玄米のビオチンの吸収を高めます。

腸の働きを妨げる

揚げ物＋ワカメ……消化に時間がかかりすぎる

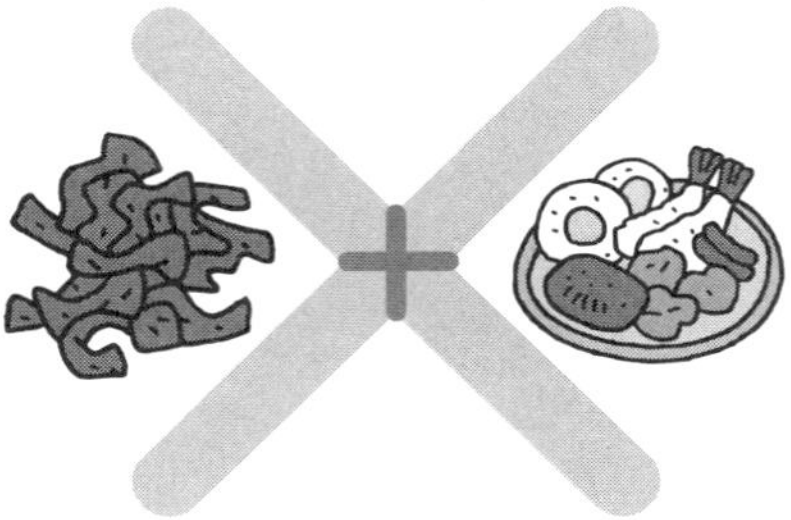

腸内の温度は36度くらいと腐敗しやすい状態であるため、消化に時間がかかる肉や魚などといったタンパク質や砂糖類を多く摂っていると腐敗が進み、腸の働きが低下してしまいます。

肉や魚のタンパク質やアミノ酸が消化酵素で分解されてできる物質の多くは、有害物質で、肌荒れ、頭痛、めまい、吐き気などを起こします。これが長期的になれば老化を早める結果となります。腸内腐敗によりできる物質は血圧を高め、動脈硬化を招きます。

子供のころからハンバーガーなどの肉食を主に

していると、腸内で常に毒素が作られていて、大人になってからガンになりかねません。妊娠した場合には、胎盤を通じて毒素が流れ、胎児のＤＮＡを傷つけます。とくに毒素のできやすい肉や魚は気をつけなければなりません。

このように消化に時間がかかるものは、腸内で腐敗が進み、腸の働きを妨げてしまいます。

こうしたものの食べ合わせとしては、揚げ物にワカメがあります。ともに消化が悪く、胃腸に負担をかけてしまうのです。また、ゴボウと油も、ゴボウは不溶性食物繊維なので消化が悪く、油は消化に時間がかかります。

腸内には善玉菌と悪玉菌が同居していて、食品添加物も悪玉菌の増殖を助長します。悪玉菌が多いと便秘がちになり、便が臭くなります。これは食物が大腸に送られると腸内細菌は爆発的に増え、水素、酸素、ガス、メタン、アンモニア、硫化水素などが作られるためです。

腸のために乳酸菌を多く摂りましょうといわれるのは、乳酸菌は生きたまま腸には届かず胃酸で破壊されてしまいますが、乳酸菌飲料や発酵食品を摂ることにより、その菌類が分泌した液が善玉菌を増やすことになるからです。

腸の働きを活発にする

ヨーグルト＋リンゴ……ビフィズス菌が活発に

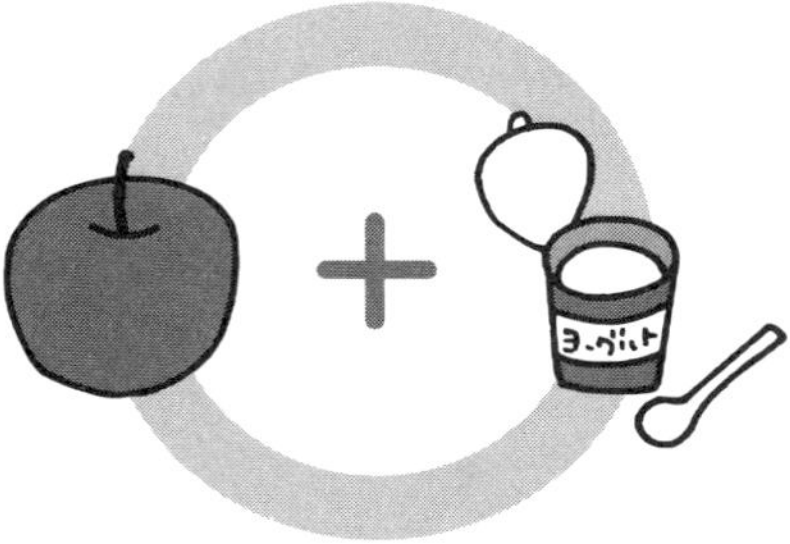

ヨーグルトが腸の働きを高める乳酸菌を多く含んでいるのはご承知のとおりですが、その働きをさらに高めてくれるのがリンゴです。

リンゴは果物ということで、生で食べるほうが良いと考えられていますが、リンゴに多く含まれているペクチンは、実は加熱したほうが良いのです。リンゴペクチンは水溶性の食物繊維ですが、加熱することによって12～38倍にも増え、また繊維も強くなるので、より効果的に働くことになります。

ペクチンには整腸作用があり、大腸ガンを予防する効果もあるといわれています。

リンゴの皮がテカテカしているのは、防カビ剤のワックスが塗られているからではなく、リンゴ自身が含んでいるリノール酸が染み出たからです。農薬を使っていないリンゴの皮にはリンゴポリフェノールが多いので、普通に売られているリンゴでも、よく洗ってできるだけ皮ごと食べるようにしたいですね。ポリフェノールには抗酸化成分が多いのですから。

それから、リンゴは植物ホルモンのエチレンガスを含みます。植物ホルモンの多くは水溶性の物質ですが、唯一気体の植物ホルモンがエチレンガスです。とくにリンゴは、エチレンガスを多量に放出する果物です。エチレンガスは、近くの植物の生長を早めますので、硬いキウイフルーツなどを一緒に入れておくと早く食べごろになります。

ヨーグルトとリンゴの食べ合わせは、リンゴペクチンが、腸の中で大きく膨らんで、長い時間腸内にいるので、ヨーグルトのビフィズス菌のエサになります。またビフィズス菌以外の、腸まで生きたまま到達しない乳酸菌でも、腸内の善玉菌のエサになり、腸が活発に働きます。

糖質の消化・吸収を妨げる

ごはん＋ノリ……だから日本人は痩せていた

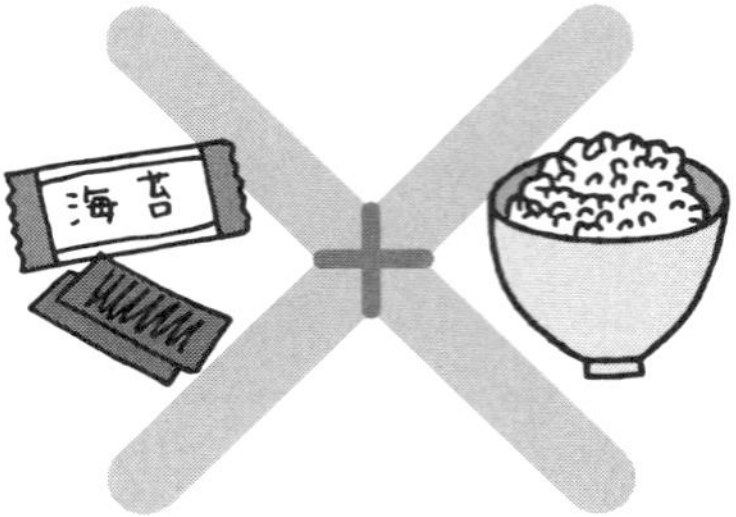

糖質の吸収を妨げる栄養素としては食物繊維、大豆イソフラボンなどが挙げられます。食物繊維は小腸で糖質の吸収を妨げ、大豆イソフラボンは小腸の絨毛《じゅうもう》が肥大するのを防ぎ、脂肪や糖分の吸収を遅らせる働きがあります。糖質の吸収を妨げる食べ合わせは、ダイエットに効果的です。食べ合わせで身近なものとして、日本人の食生活に欠かせないごはんとノリがあります。この食べ合わせは、ごはんの糖質の吸収をノリの食物繊維が妨げます。また、うどんを食べるときにシイタケも入れると、うどんの糖質の吸収をシイタケの食物繊維が妨げます。

糖質の消化を助ける

ごはん＋タラコ……食べ過ぎにご用心

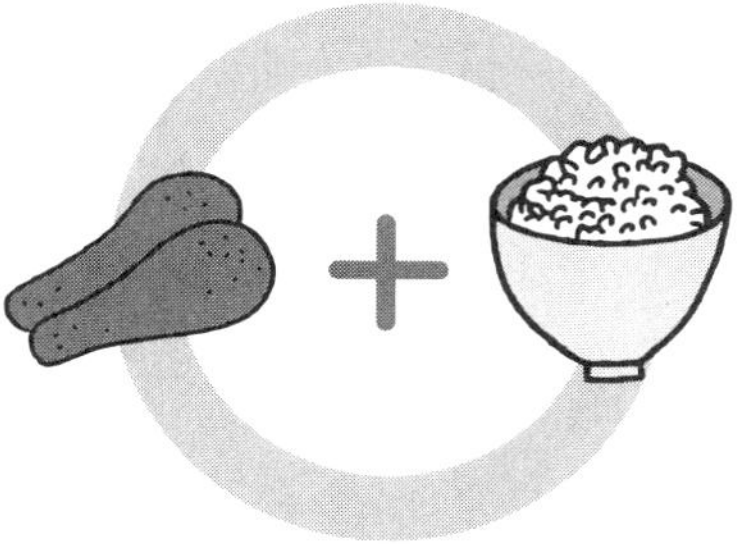

同じごはんでも、タラコと食べ合わせると糖質の消化が促進されます。ダイエットでは悪役にされていますが、糖質の他、タンパク質、脂肪、ビタミンB群の葉酸、パントテン酸などを微量ずつ、ミネラルにはカリウム、亜鉛、銅、マンガン、食物繊維などが含まれていて、大切な栄養源なのです。

タラコにはビタミンの含有量がとても多く、ビタミンEのほかにビタミンB_1やビタミンB_2などが多く含まれています。ごはんとタラコの食べ合わせは、タラコのビタミンB_1がごはんの糖質の消化・吸収を無駄なく助けます。

ヨウ素の吸収を妨げる

キャベツ＋ワカメ……阻害成分が働き始める

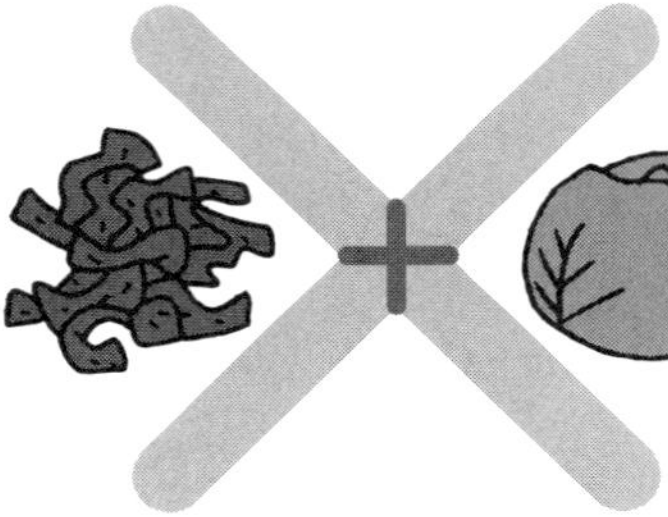

ヨウ素はほとんどが甲状腺に存在し、甲状腺ホルモンの成分として重要な役割を担っています。甲状腺ホルモンは、交感神経を刺激し、タンパク質、脂質、糖質の代謝を促進し、必要時に呼吸を速め、心臓の機能を高める働きがあります。ヨウ素の摂取が不足すると、甲状腺ホルモンの生成ができなくなります。

ヨウ素の吸収を阻害する食材としては、キャベツ、トウモロコシ、タケノコ、サツマイモ、大豆などがあり、甲状腺へのヨウ素の蓄積を阻害し、甲状腺腫を引き起こす成分が含まれています。でも通常食べる程度では問題ありませんので、あまり心配する必要はありません。

あえて挙げるとすれば、キャベツとワカメの食べ合わせでしょうか。

キャベツは、近年抗ガン作用が高いと認められています。イソチオシアネートというアブラナ科特有の物質が、発ガン物質の働きを抑え、細胞がガン化するのを抑制するのです。また、キャベツは白血球が作る腫瘍壊死《えし》因子を増やし、ウイルスやガン細胞を死滅させることがわかりました。その免疫力は医薬品並みともいわれています。なお、これらの効果を期待する場合、よく噛んで食べることが大切だそうです。

特筆すべきは、ビタミンKとビタミンUが多いことです。あまり聞き慣れない栄養素ですが、ビタミンUは胃壁を丈夫にし、胃潰瘍や十二指腸潰瘍の予防に効果的です。とくに飲酒による胃の荒れを防いだり、肝機能も向上させるので、アルコールが欠かせない人にはぜひキャベツがおすすめです。ビタミンUはキャベツから発見されたビタミンで、似た名前の胃腸薬は、このビタミンUの効果を狙《ねら》ったものなのです。ビタミンUは熱に弱いので、胃を保護・修復したい人は、キャベツをできるだけ生で食べるほうがいいでしょう。ビタミンK

はカルシウムが骨に沈着するのを助けたり、止血を促す作用があります。またビタミンCも豊富で、大きめの葉2、3枚で1日に必要な量が摂取できます。

ワカメはヨウ素をはじめ、β-カロテン、ビタミンC、カリウム、カルシウム、マグネシウムを含みます。ヌルヌルした〝ぬめり〟の正体はアルギン酸という水溶性の食物繊維で、他の食物中の塩分と結びついてその塩分を体外に排出する働きをします。そのため血圧の上昇を抑えることになるのです。

ヨウ素に含まれるアルギン酸には血液中のコレステロールを減らす働きや、腸内細菌のバランスを整える働きもあります。動脈硬化が招く成人病を防ぎ、腸から始まる老化を防ぐためにも、ワカメは積極的に摂りたい食品なのです。さらに、このアルギン酸は放射性のストロンチウムや重金属のカドミウムなどの有害物質を体外に排泄する働きもあります。

この2つの食べ合わせをおすすめできないのはキャベツに含まれるチオオキサゾリジンという成分がワカメのヨウ素の吸収を阻害することです。

ヨウ素の吸収を高める栄養素はとくにありませんが、日本人は海藻や魚介類などヨウ素を多く含む食材を摂取しているので、欠乏はほとんどありません。

第3章

知らないと怖い!
薬との飲み合わせにご用心

薬を水以外の飲み物で飲んだり、直前の食事内容によっては、薬の効果が下がってしまったり、逆に効果が上がりすぎたり、危険な症状を引き起こすことがあります。せっかくの薬を無駄にしないために必読です。

効果が出ない！　骨粗鬆症の薬（ビスフォスフォネート）＋カルシウムの多いミネラルウォーター

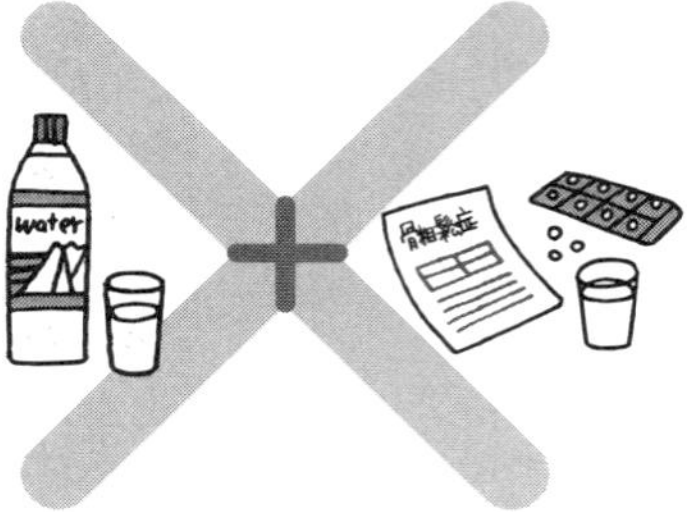

食べ合わせによって、せっかく体に良い栄養が逆に病気を招くことになったり、栄養が台無しになったりすることはこれまでに述べてきました。

これは薬との飲み合わせでも起こります。薬を水以外の飲み物で飲んだり、何気なく日常に口にする食品と相性の悪い薬を飲んでしまうことによってマイナス効果が起きることもあります。

薬も食品も体にとって良いものなのでどちらにも罪はなく、たまたまお互いの相性が悪いだけのことで、あまり恐れる心配はありません。ただ、中にはかなり危険な飲み合わせもありますので、ここではそれらを紹介していきましょう。

まず、みなさんに人気のミネラルウォーターです。健康に気を使っている人にとっては手放せない飲み物となっていますね。電車の中でも鞄からミネラルウォーターを取り出してのどを潤す光景は日常的になっています。美容を気にかけるOLや主婦もハンドバッグにしのばせています。スポーツ選手にとっては、水の飲み方は成績を左右することにもなり兼ねないというくらい、水は重要な存在です。

こうした体に良い飲み物も骨粗鬆症の人にとっては好ましくない飲み合わせとなります。骨粗鬆症の人がカルシウムの多いミネラルウォーターと骨粗鬆症の薬を飲むと、カルシウムが薬の吸収を阻害するため効果を得られません。ミネラルウォーターはさまざまな種類が出ていますので、薬を服用している方は、カルシウムの少ないものを選ぶようにしてください。

ビスフォスフォネートは通常、起床後の空腹時にのみ服用し、その30分後に朝食を摂るようにします。朝食の際にチーズやヨーグルト等カルシウムの多い食品を摂っても影響はありませんので、ご安心くださいますよう。

効きすぎて危ない！心臓病の薬＋グレープフルーツジュース

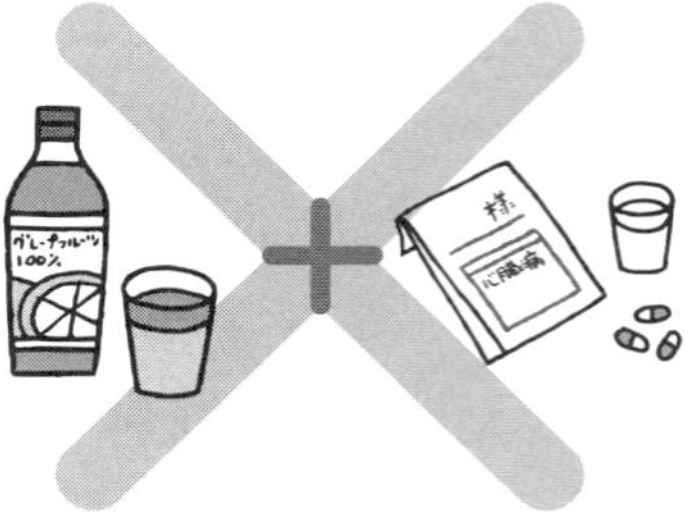

グレープフルーツジュースは甘すぎず爽やかで飲みやすいジュースです。コップ1杯（200ml）で80kcalとカロリーも高くありません。

グレープフルーツ1個には約160mgのビタミンCが含まれているので、半分ほど食べれば1日の摂取必要量を十分摂ることができます。糖度が低いので、毎日食べても太る心配が少なく、ダイエット中にも最適な果物です。

心臓病には、心臓の構造に異常がある先天性心疾患と、生活習慣や加齢による後天性心疾患があります。後天性の代表は虚血性心疾患で、最近は狭心症や心筋梗塞のような動脈硬化が原因の虚血性心疾患が増えています。

加齢とともに動脈の壁が硬くなり、さらに血管の内側にコレステロールがたまることで、血管が狭くなり、血液の流れが悪くなるのが動脈硬化です。

動脈硬化になると、心臓に届く血液の量が不足したり、血管が詰まって血液の流れが止まってしまい、心臓が酸欠状態になります。これが虚血性心疾患です。狭心症は、心臓をとりまく冠動脈から、心臓への血液の供給量が不足して起きる酸欠状態により、心臓の動きが悪くなり、胸が締め付けられるような痛みが生じます。心筋梗塞は冠動脈に血の固まり（血栓）ができたり、動脈硬化により血管が詰まると血液の流れが完全に止まり、心臓の一部が死んだ状態（壊死）となります。狭心症よりも痛みが激しく、死に至る可能性が高い病気です。

グレープフルーツジュースと心臓病の薬の飲み合わせは、グレープフルーツの中に代謝を妨げる成分があるため、本来代謝されるべき成分が体に残ってしまい、薬が効きすぎて急に血圧が下がってしまう危険があります。死亡事故も発生しています。グレープフルーツジュースと風邪薬を一緒に飲むなといわれるのも同じ理由で、薬が効きすぎてしまうことによる危険があるのです。

心臓ドキドキ、全身の痙攣も！胃腸薬＋カフェイン

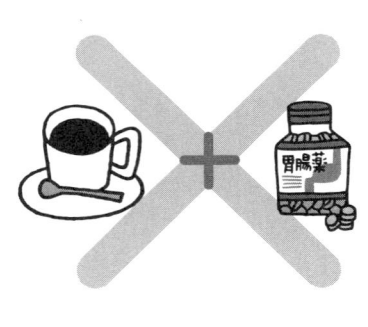

カフェインといえばまずコーヒー。毎朝、眠気を覚ますために、コーヒーを飲んで職場や学校に出かける人は多いのではないでしょうか。通と称する人はコクのある深煎《い》りを好むようですが、意外にも深煎りのほうが浅煎りコーヒーよりカフェインが少ないのです。焙煎《ばいせん》の過程でカフェインが飛んでしまうため、焙煎時間が長い深煎りは、その量が減少するのです。カフェインの摂り過ぎに気をつけて、カフェイン抜きのデカフェを飲んでいる人も多いですが、デカフェにも、レギュラーコーヒーの15%のカフェインが含まれています。

カフェインの代謝には個人差があり、アルコールの代謝同様、アジア人はカフェインの代謝が遅く、男女を比べると女性のほうが速いそうです。カフェインを摂取してから血中濃度が最高になるのに30分から1時間、そして半減するのに約5時間、完全に代謝するのに最低でも8時間かかります。

胃腸の症状は腹痛や胃炎など私たちにとってかなり身近で、多くの人々が悩まされている病気の一つです。胃腸は消化器官の一部で、毎日大量の食物を消化・吸収しているため、トラブルも起こりやすいのです。急性胃炎、胃潰瘍、ポリープ、逆流性食道炎、食中毒、胃下垂、胃けいれん、胃アトニー、胃拡張、胃ガン等があります。例えば胃炎は、コーヒーや緑茶などの嗜好《しこう》品や唐辛子などの香辛料の摂り過ぎ、風邪薬や鎮痛剤などの影響が原因となる場合もあります。多くの場合、1日安静に過ごすことや、2～3日市販の胃腸薬を服用することで治りますが、症状の程度によっては専門医の診断が必要な場合もありますので十分な注意が必要です。急性胃炎を繰り返していると慢性胃炎になります。

カフェインと胃腸薬の飲み合わせは、カフェインの排泄に時間がかかるため、心臓がドキドキしたり、気持ち悪くなったり、全身が痙攣《けいれん》することがあります。

せっかくの薬が無駄になる！ 鉄剤＋お茶

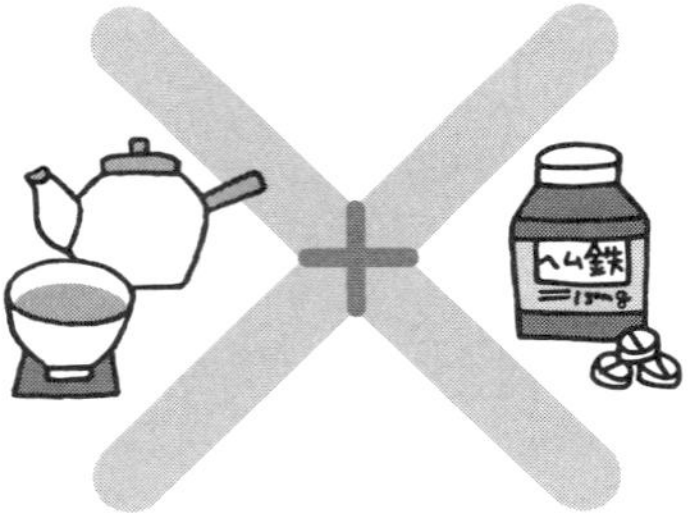

お茶は日本人の生活に欠かせない寛《くつろ》ぎを得られる飲み物です。お茶にはタンニンとカフェインが含まれています。カフェインは大脳中枢を刺激し、神経や筋肉の働きを活発にする作用があります。またタンニンには、止血作用や収縮作用があります。下痢をしたときにお茶を飲むと、症状が治まることがあります。これはお茶に含まれるタンニンに、便をかたくする働きがあるからです。ココアは最もタンニンを多く含むので、下痢のときの水分補給には、ココアを飲むと良いでしょう。

鉄分は、血液中で赤血球のヘモグロビンの成分として、または筋肉の中のミオグロビンというタンパク質に含まれる形で、脳を含めた体中に酸素を運搬する役目を担っています。これによって、体温の維持、疲労回復、貧血防止など体にとっての基本的な機能を高める効果がありま す。女性の1／3から1／2までが貧血といわれていますが、原因は、鉄分不足によるものです。鉄分が不足すると、顔色が悪くなり、神経過敏、貧血による動悸《どうき》や息切れ、感染症にかかりやすくなる、便秘や下痢、冷え性などといった全身の症状が現れます。

鉄分には「ヘム鉄」と「非ヘム鉄」とがあり、ヘム鉄は魚や豚のレバーなどの動物性食品に含まれており、非ヘム鉄は植物性食品に多く含まれています。ヘム鉄のほうが吸収率が高いため、サプリメントなどではヘム鉄として販売されている場合が多いです。ただし、非ヘム鉄（吸収率5％程度）でもビタミンCとあわせて摂取することで吸収率が上昇します。

お茶と鉄剤の飲み合わせは、お茶のタンニンが鉄分と結合して、吸収を妨げてしまうことが問題です。せっかく鉄分不足を補うために服用しても、鉄分の効果が得られなくなってしまいます。

肝機能障害を引き起こすことも！
角化症薬＋牛乳

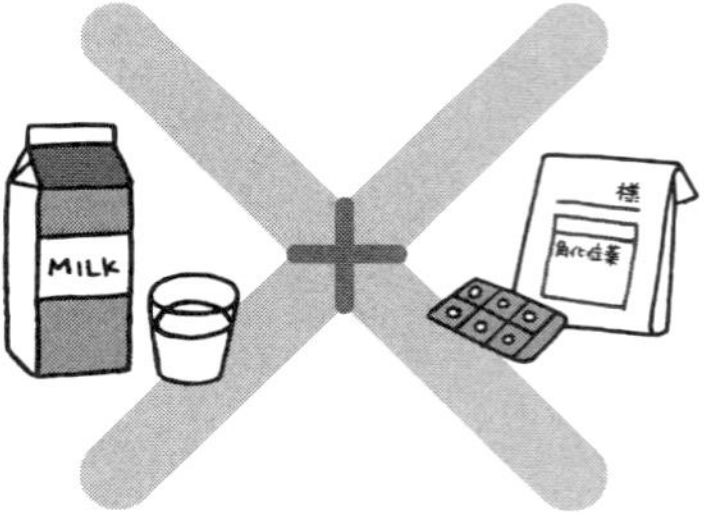

牛乳にはカルシウムが豊富に含まれており、その吸収率も良いのが特長です。そのうえビタミンＡやビタミンＢ群も豊富で、人間に必要な栄養素が吸収されやすい形で豊富に含まれています。牛乳のタンパク質は、肉や大豆などの加熱しなければ吸収されにくいタンパク質とは違い、そのままでも消化・吸収されやすくなっています。カルシウムとリンを１：１とバランスよく含む牛乳は、体質的に問題がなければ、骨粗鬆症予防効果が高く、骨粗鬆症予防には毎日２００ｍｌの牛乳を飲むのが良いとされています。

角化症とは、皮膚のいちばん外側を覆っている硬い層＝角質という層が、異常に厚くなった状態をいいます。普通は皮膚の角質ははっきり見えるものではありませんが、厚くなるとカサついて見えます。粉をふいたような状態を「ひこうしん」（米ぬかの意）と呼びます。角質がさらに厚くなると、亀裂ができ、魚のウロコのように見えます。これを魚鱗癬《ぎょりんせん》といいます。こけが生えたように硬くなるものもあり、苔癬《たいせん》といいます。足の裏にできる踵《かかと》の皮膚より硬くなった角化症が「たこ」です。角化症は塗り薬で治療するのが普通ですが、ひどくなってくると飲み薬も併用することがあります。また、顔面や手背《しゆはい》などの紫外線によく当たる皮膚の表面がカサカサして赤くなり、かさぶたができるようになった状態を日光角化症といいます。日光角化症は、皮膚の浅いところ（表皮）にとどまっている初期の皮膚ガンですが、その状態では転移の心配などはありません。日光角化症の治療としては、切除あるいは液体窒素による凍結療法が一般的でしたが、塗り薬での治療が可能になったそうです。

角化症薬として服用するチガソンという薬を牛乳と一緒に飲むと、薬の効果が非常に強く出てしまい、肝機能障害になることがあります。

効き目が弱くなる！
気管支喘息の薬＋炭火焼き肉

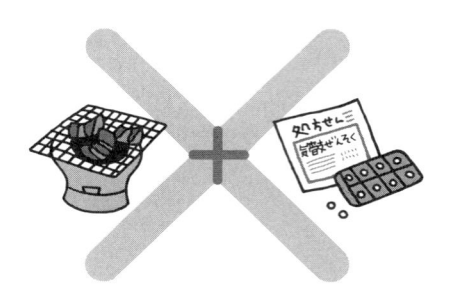

炭火焼き肉は、炭火の遠赤外線の働きにより香ばしく焦げています。焦げた肉自体には旨味はありませんが、香ばしい匂い、食感、水分が蒸発していて食材の持つ旨味がぎゅっと凝縮されていることにより、美味しいと感じさせるようです。肉が焦げる速度は１５０度くらいまではゆっくりです。１８０度以上になると進み具合が速くなりますが、１５０度のままでは焦げません。肉の美味しさは焦げた肉に軍配が上がります。

気管支喘息は、主にアレルギー性の炎症によって気管支が狭くなる病気で、炎症を鎮めないでおくと発作の起こりやすい状態が慢性化してしまいます。慢性化すると、突然の咳き込みや、呼吸をするたびにゼイゼイ、ヒューヒューといった音がする喘《ぜん》鳴《めい》、息苦しくなる、といった症状が起こります。

喘息の発作が起こると、気道（空気の通り道）の粘膜がさまざまな刺激に過敏に反応して炎症でむくみ、狭くなります。その後、痰《たん》がたくさん分泌されて気道をふさぎ、呼吸が困難になります。発作は治療によって通常は数分から数時間で治まりますが、激しい発作が長く続くと危険な状態になる場合もあります。

成人の気管支喘息は、過去30年間で約3倍にも増加したといわれています。40歳を過ぎてから初めて発症するようなケースも決して珍しくありません。成人の気管支喘息を発症させる誘因の多くが、風邪や過労、ストレスと考えられています。

気管支喘息の薬と炭火焼き肉の食べ合わせは、炭火焼き肉で発生する多環芳香族炭化水素が、気管支喘息薬のテオフィリン剤の分解を早めてしまい、効き目を弱めます。

血圧の急上昇を引き起こすことも！
三環系抗うつ剤＋チーズ

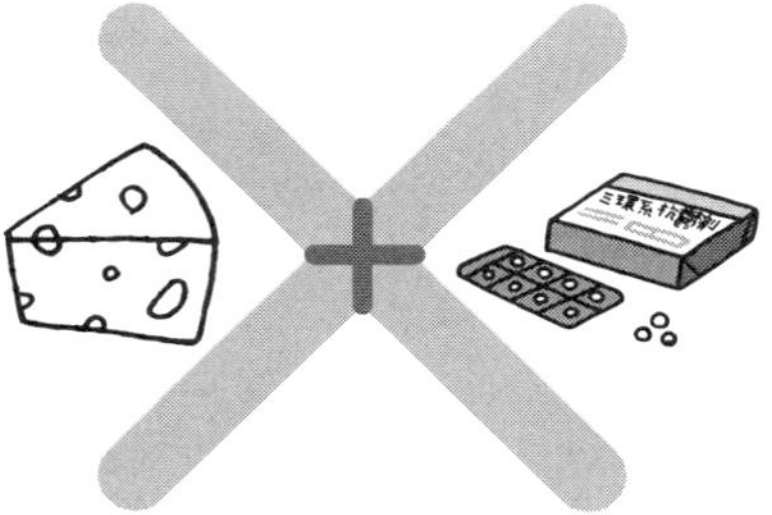

　チーズはカルシウム、タンパク質、脂肪、ビタミンA、ビタミンB_2、ビタミンB_{12}、パントテン酸、亜鉛を豊富に含み、人間が体を作り生命を維持するうえで欠くことのできない栄養素のほとんどすべてを備えています。アミノ酸のメチオニンやビタミンB_2などが豊富なので、お酒を飲むときチーズをつまみにすると悪酔いを防げます。メチオニンは肝臓の機能を助けアルコールを分解します。

　うつ病はストレスの多い社会で生きていく人間のいわば現代病で、心療内科に通う人はますます増えています。

気分が晴れない。やる気が出ない。イライラする。友達と会って話すのが好きだったのに、会うのがうっとうしい。楽しんでいた趣味に興味を感じられなくなる。何をやっても面白くないので、自分の世界に引きこもるようになる。うつ病にはこうしたさまざまな症状があります。本人はとても苦しいのですが、周りの人から見れば、あんなに喜んでやっていたものをなぜやらなくなったんだろうと不思議に思えるほどです。

食欲が低下して急激に痩せてしまったり、逆に過食症になることもあります。夜ぐっすり眠れず、不眠症になる人もいます。心療内科が身近になったとはいえ、こうしたことを性格の問題と間違われて、周囲はうつ病の症状であることに気づかないことがあるので、注意しなくてはなりません。

うつ病の人が服用している抗うつ剤に、三環系抗うつ剤があります。三環系抗うつ剤にはアミトリプチリン、イミプラミン、クロミプラミン、トリプラミンなどがあります。これらは脳内神経伝達物質のセロトニンとノルアドレナリンに対して効果がありますが、チーズに大量に含まれているチラミンの分解を妨げるため、急に血圧が上がってしまうことがありますので要注意です。

効果がなくなる！甲状腺の薬＋カリフラワー、キャベツ

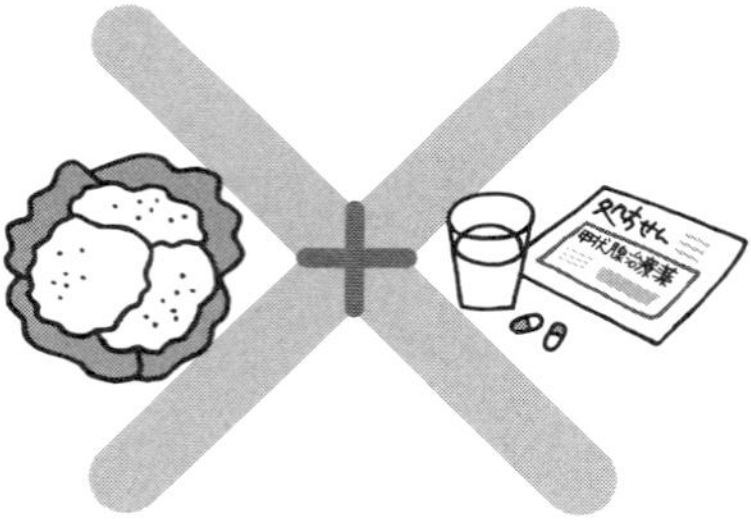

カリフラワーは、レモンに負けないほどビタミンCが多く含まれています。組織がしっかりしているので茹でた後でも、同量のレモンジュースよりビタミンCを多く含んでいます。レモン果汁100gを摂ろうと思うと大変ですが、温野菜にしたカリフラワーならペロリといただけるでしょう。その他にビタミンB_1、ビタミンB_2、カリウムなどを少しずつ含みます。カリウムは塩分を排出し、高血圧に効果があります。食物繊維もやや多く、ほとんどが不溶性で便通を良くします。

甲状腺はのどぼとけの両側にあり、体全体の新

陳代謝を促進するホルモン（甲状腺ホルモン）を出すところです。甲状腺ホルモンは生きていくために欠かすことができません。このホルモンがなくなると1～2ヶ月ぐらいしか生きられません。

甲状腺の病気では機能亢進症と機能低下症が最もよくみられます。

甲状腺機能亢進症とは、甲状腺ホルモンが出すぎて働きが強くなる病気です。甲状腺が腫れる、頻脈(脈が速くなる)、手の指が震える、汗をかきやすくなる、たくさん食べるのに痩せる、イライラする、疲れやすい、ときどき手足の力が入らなくなる、などの症状があります。若い人ほど症状が出やすく、中年を過ぎると出にくくなります。甲状腺機能低下症は、ホルモンが不足し、新陳代謝が衰えます。血液検査ではコレステロール値が高くなることが多いので、コレステロール値の高い方は甲状腺ホルモンの検査も受けておくほうが良いでしょう。

カリフラワーと甲状腺の薬の飲み合わせは、カリフラワーに含まれるチオキサゾリジンという成分が、甲状腺ホルモンの吸収を妨げるので、効果がなくなってしまいます。前章で述べたように、キャベツも甲状腺ホルモンの吸収を妨げるので効果がなくなります。

頭痛、吐き気を引き起こすことも！
抗結核剤＋バナナ、マグロ、すじこ

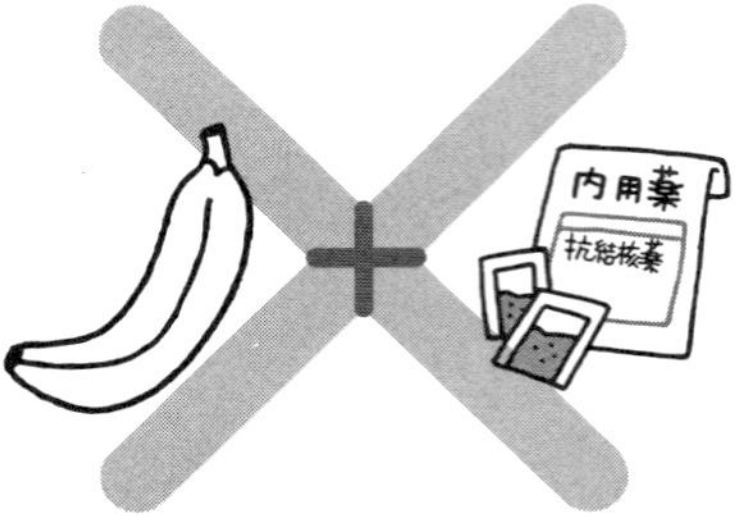

バナナは栄養価が高く、消化吸収も良いとあってアスリートに人気です。栄養価としては、糖質、ビタミンB_1、ビタミンB_2、ビタミンC、カリウム、マグネシウムを含みます。

バナナがいちばんアスリートに貢献するのは、ブドウ糖、果糖、ショ糖などさまざまな糖質で、これらがそれぞれエネルギーになる時間が異なります。このエネルギーの時間差がエネルギーを長持ちさせることになるのです。

結核とは、結核菌による炎症から始まります。炎症が進むと、組織が化膿に似た状態になりま

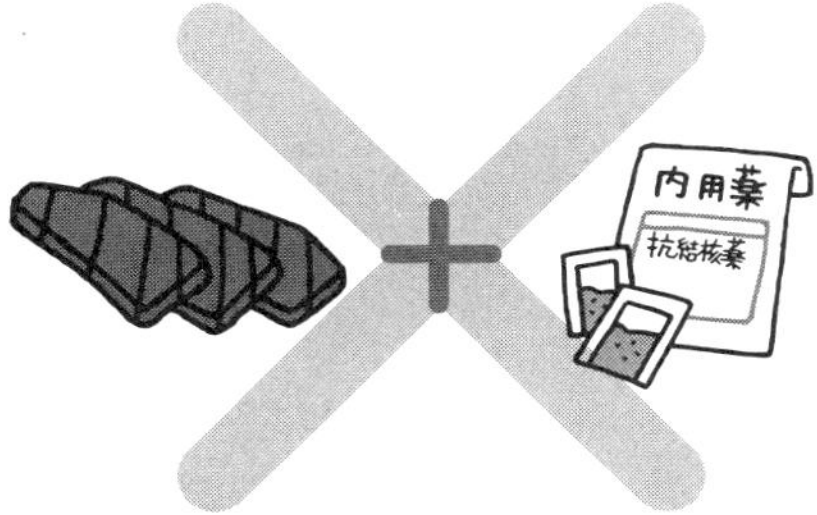

す。肺結核ではこの状態がかなり長く続き、レントゲンなどに写る影の大半がこの時期の病巣です。その後、組織が溶けて、咳やくしゃみと一緒に気管支を通って肺の外に出され、病巣は空洞になります。空洞なので空気も肺からの栄養も十分にあり、結核菌には絶好の住処となって菌はどんどん増殖します。ここから菌が肺の他の部分に飛び火したり、リンパや血液の流れに乗って他の臓器でも悪さを始めたりすることもあります。こうして結核は肺全体、全身に拡がって行きます。

冒される臓器としてはリンパ節が最も多く、とくに多いのが首の脇が腫れるもので、次に腎臓（腎結核）が多く見られます。腎結核は膀胱《ぼうこう》などを巻き込むこともよくあります。また骨や関節を冒すこともあり、背骨にできるのが「脊椎《せきつい》カリエ

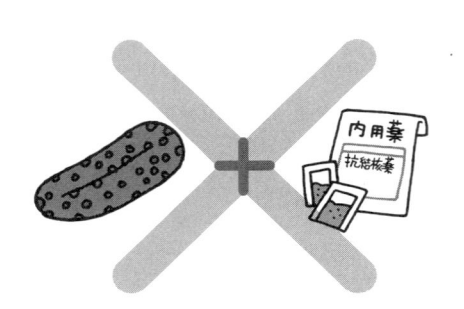

ス」です。この他、喉頭、腸、腹膜、また目や耳、皮膚、生殖器にまで拡がることもあり、いちばん怖いのは脳にくる場合です。

抗結核薬は、結核菌の成長を抑制し破壊する化学療法薬ＰＡＳ（パス）、イソニアジド、抗生物質のストレプトマイシン、サイクロセリン、リファンピシンなどがあり、併用することが治療の原則です。

バナナと抗結核剤の飲み合わせは、バナナに含まれているヒドロキシトリプトファンという成分により、頭痛、高血圧になってしまうことがあります。

他に、マグロやすじことの飲み合わせは、抗結核薬のイソニアジドが、マグロやすじこに含まれるヒスチジンというアミノ酸の代謝を阻害するために、体内にヒスタミンが蓄積し、頭痛、吐き気などの中毒症状が出ることがあります。

第４章

昔からの言い伝え 貝原益軒「養生訓」は今でも正しいか

「養生訓」の「同食の禁」など、昔から食べ合わせの良くないものが言い伝えられてます。それらは現代の食生活にも当てはまるのでしょうか。今でも避けたい食べ合わせは×、今なら問題ないものには○を記しました。

牛肉に、きび、ニラ、ショウガ、栗

牛肉とありますが、江戸時代に牛肉を実際に口にすることができたのは、ほんのわずかな上流階級の人であったはずです。ちなみに戦後は日本全体が貧しい時代で、一般人が牛肉を食べるのはハレの日といって、特別の日にしか牛肉が食卓に上ることはありませんでした。

次にきびですが、生育期間が短く乾燥に強く、江戸時代には救荒食として飢饉のときなどのために作られていました。糖質の他には食物繊維が豊富です。

ニラは、緑黄色野菜でカロテンが豊富で、風邪予防や皮膚の健康を守ります。ビタミンCも多く、ストレスを軽減します。当時は今よりも狭い世界での生活だったので、もしかしたら今より対人関係によるストレスがあったのではないでしょうか。

ショウガにはショウガオールや食物繊維が多く、血行を良くし体を温めます。隙間だらけの日本家屋の冬は、さぞかし寒かったことと思われますので、上流階級の人々にとってもショウガはありがたい食べ物だったと思います。栗は、秋の木の実ですが、カロテンやビタミンB群も多く、体が元気になります。

この食べ合わせは良くないどころか、バッチリとスタミナがつく食べ合わせです。

鹿に生菜、鶏、きじ、エビ

きじは現在では一般的ではありませんが、鹿はジビエとして現在でも食べられています。鹿肉は高タンパク、低脂肪で鉄分が多いとされています。鉄分が多いために肉の色が黒ずんだ赤色をしています。血抜きや処理を上手くすれば、軟らかくて臭みもほとんどないそうです。

生菜は生野菜のことですが、何を指しているのかわかりません。葉ものはおひたしで食べたようなので、ダイコンやニンジンのなますなどかと思われます。

鶏肉は焼いたり、煮物で食べたようですが、これも皮以外は高タンパク、低脂肪で、ナイアシン、カリウムを多く含みます。ナイアシンはアルコールの分解やエネルギーを生み出します。カリウムは余分な塩分を排出しますが、当時は梅干しや味噌汁などのおかずがよく食べられたので、塩分の摂り過ぎの生活だった可能性が考えられます。エビは低カロリー、高タンパク、低脂肪ですが、コレステロール値が高めです。

この食べ合わせは、確かに良くありません。どう見ても動物性のタンパク質の摂り過ぎです。タンパク質の摂り過ぎは、カルシウム不足を招く恐れがあります。生野菜は、別に食べても良いと思います。

ウナギに梅干し

ウナギは「万葉集」にも登場し、当時すでに精力抜群というふれこみです。とにかく多くの効果のある優れた食品であることは確かです。

ウナギはウナギ科の硬骨魚で、皮膚が粘液でヌルヌルしており、うろこは小さく皮の下にかくれています。日本にいるウナギは、国内の河川、近海でたまごを産まず、産卵場所は、南海海域といわれています。ウナギは秋になると、

下りウナギといって産卵のために海に下ります。
ウナギの栄養価は、良質のタンパク質、脂肪、ビタミンA、B群、Eなどを多く含みます。脂肪は不飽和脂肪酸が多いのですが、コレステロールが100g中230mgと多く、うな重を1人前食べると1日のコレステロール許容量の2/3以上を摂ってしまうことになります。ビタミンAは目を健康的に美しくし、ビタミンEは若返り効果があります。
梅干しは優れた発酵食品であり、加工食品です。梅干しの主成分はクエン酸です。クエン酸には疲労回復効果があります。疲労の原因は体内に蓄積された乳酸で、これを分解するのがクエン酸で、乳酸を水と二酸化炭素に分解して、体外へ排出する働きがあります。しかもクエン酸には、ブドウ糖が分解されるのを抑え、乳酸そのものをエネルギーへ変化させていく働きもあります。クエン酸にも血圧を下げる働きもあることもわかってきました。

二日酔いになると体内は酸性に傾きますが、アルカリ性食品の梅干しを食べると、体が弱アルカリ性に変わり、二日酔いの回復を早める効果があります。二日酔いは、肝臓のアルコール処理能力が追いつかず、血液中の酸素が不足するために起こるものです。梅干しは、胃腸を保護する粘液の分泌を高めることができ、胃腸の粘膜を保護する働きもあります。

また、梅干しを加熱することにより、ムメフラールという肝機能を強くする成分ができますので、お酒を飲む方にはとくにおすすめです。

この2つの食品が良くないという理由はありませんが、貝原益軒《かいばらえきけん》によって指摘された江戸時代は、冷蔵庫もなく、炎天下を天秤棒で担いで運んでいたとしたら、おそらく腐りやすい不飽和脂肪酸の多いウナギが傷んでいたということでしょう。

きじ肉、そば、キクラゲ、クルミ、フナ、ナマズ

きじ肉は、低カロリーで優れたタンパク質が豊富で、鶏とほぼ似たような栄養素を含みます。

そばは縄文時代から食べられ、でんぷん、優れたタンパク質が多く栄養価の高い主食です。ルティンというポリフェノールを含み、毛細血管を強くし脳出血を防ぎます。

キクラゲはビタミンB群、ビタミンEを豊富に含み、疲労回復、老化防止に効果があります。鉄、カリウムも多く、貧血や高血圧の予防にも働きかけます。キノコ類の中でコレステロール低下作用が高く、便秘や動脈硬化も抑制します。

クルミは、不飽和脂肪酸が多く高カロリーで、ビタミンB群、ビタミンE、マグネシウムがとくに多く、カルシウム、鉄分、亜鉛などミネラルも多く栄養価の優れた種実です。

フナは川魚で、昔は海のない地域の貴重なタンパク源でした。高タンパク、

低脂肪、ビタミンB_1、亜鉛、鉄分が多く、疲労回復、貧血予防効果があります。ナマズは、硬骨魚で、ビタミンA、ビタミンB_1、B_2が多く、眼精疲労や肌荒れ予防効果があります。

この食べ合わせは、きじ肉、フナ、ナマズとタンパク質の摂り過ぎによりカルシウム不足が問題となりそうで、確かにあまり良いとはいえません。

野鴨、クルミ、キクラゲ

鴨肉は鳥の肉の中でも一番美味とされていますが、渡り鳥なので日本ではあまり食べられません。現在食べられている鴨はほとんどが合鴨です。鴨鍋やソバおよびうどんの種とする鴨南蛮や金沢市の郷土料理の治部煮《じぶに》が知られています。鴨肉は低カロリー、高タンパクで、ビタミンB_{12}、ナイアシン、葉酸といったビタミンB群を多く含むので、スタミナがつき体が元気になります。

この食べ合わせはコレステロールの心配もなく、それぞれの栄養素が生かされる素晴らしい食べ合わせです。

アヒルの卵、スモモ、スッポン

アヒルの卵はビタミンA、ビタミンD、鉄、コラーゲンなどを含みます。ビタミンAは、制ガン作用があり、ビタミンDはカルシウムの吸収率を高め、骨を強化する作用があります。鉄は貧血の予防に役立ちます。コラーゲンは、細胞同士を結合し、皮膚の働きを正常に保つのに必要な成分です。

スモモは「古事記」にも出てくる古くから食べられている果物で、酸味はクエン酸やコハク酸などを多く含み、疲労回復効果が期待できます。皮にはカルシウムやカロテン、ポリフェノールなども含まれているので、できるだけ一緒に食べたほうがいいでしょう。

スッポンは、必須アミノ酸すべてとコラーゲンを含み、脂肪はDHA、EPA、オレイン酸、レシチンを含み、ビタミンはビタミンB群やD、カルシウム、マグネシウム、マンガン、セレンを含みます。スタミナがつく成分が多く、ガン予防効果、若返り、美肌効果もあります。

超スタミナ食のスッポンに優れた栄養素を含むアヒルの卵とくれば、栄養的に申し分なし。スモモのクエン酸がコレステロールを除き、吸収を高めてくれます。

カニ、柿、橘、ナツメ

カニは魚介類と比べても、高タンパク、低カロリーであり、脂質や糖分はほとんど含まず、ダイエットに適した食品です。カニを茹でると赤くなるのは、強い抗酸化作用のあるアスタキサンチンというカロテン色素のためで、体内でビタミンAに変わり、動脈硬化やガンの予防、老化予防効果があります。タウリンも豊富で血圧を正常にし、心肺機能の強化、貧血予防効果、悪玉コレステロール減少効果、疲労回復や肝機能強化作用があります。

柿は栄養価の高い果物で特筆すべきはビタミンCで、イチゴより多く含まれています。他にパントテン酸、カロテン、タンニン（渋味の原因）、ミネラルのマンガン、カリウムが多く「柿が赤くなれば、医者が青くなる」という言葉もあるほどです。ビタミンCとタンニンには二日酔い防止効果もあります。カリウムは利尿作用と塩分排出効果があります。甘味は果糖です。

橘は日本特有の柑橘類の一種です。実は小さく酸味が強く食べられないそうです。江戸時代にはこれをそのまま果物として食べるのではなく、なますなどの酢の物として用いたのではないかと思われます。酸味成分はクエン酸で、ビタミンCを多く含みますので、疲労回復効果が得られます。

ナツメは葉酸や鉄分やカルシウムが多く含まれます。栄養不良、貧血、めまい、不眠症、白血球や血小板の減少、慢性肝臓病、喘息、アレルギーなどの治療に効果的とされています。優れた栄養分と薬用効果があることから、漢方医では古くから干したものを使いますが、ナツメを使わない人はいないといっていいほど、頻繁に使用されます。ナツメの効能は、免疫力を高める、血液の循環を良くする、コレステロール値を下げる、制ガン効果とされています。甘みは果糖です。

この4つの食品の組み合わせは、動物性食品のカニにたいして、3種類の果物を食べ合わせていますが、カニは脂肪が少なく淡白で、低カロリーなので、消化には問題ないと思います。柿とナツメは果糖が多く甘く、消化があまり良いとはいえないので食べ過ぎればお腹を壊すことは考えられますが、橘のクエン酸が加わることで、消化は良くなると思われます。特に悪い食べ合わせとは思えません。

ナツメ、ネギ

ナツメは「一日食三棗、終生不顕老」（毎日3個のナツメを食べれば、年をとっても老いが現れない）の「神仙の食」といわれていることから、中国では3000年以上も昔から、滋養食品として珍重されてきました。

ネギは冬野菜でカロテン、ビタミンC、ビタミンK、カルシウム、硫化アリルを含みます。硫化アリルはビタミンCの吸収を助けます。また、硫化アリルには血行を良くし、疲労物質である乳酸を分解する作用があるので、肩こりや疲労回復にも効きます。

血行が良くなり、スタミナがつく良い食べ合わせです。

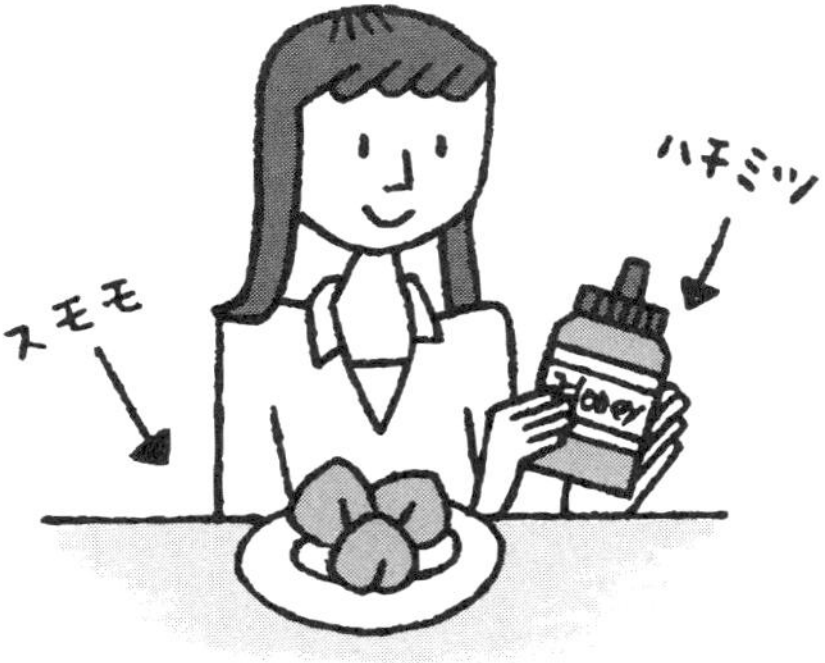

○スモモ、蜜

スモモはプルーンともいい、疲労回復効果が期待でき、皮にはカルシウムやカロテン、ポリフェノールなども含まれています。

蜜とはハチミツのことで、自然界で最も甘い蜜といわれます。約80％が糖分で、20％が水分です。天然ハチミツは、ビタミンB_1、B_2、葉酸などのビタミン類、カルシウム、鉄をはじめ、27種類のミネラル、22種類のアミノ酸、80種類の酵素、ポリフェノールや若返り効果があるといわれているパロチンなど、150を超える成分が含まれた栄養豊かな食品です。ハチミツのビタミンは、ブドウ糖と果糖で構成されているために消化・吸収が早く、すぐにエネルギーとして活用できます。

酸味のあるスモモと消化・吸収の良いハチミツとは疲労回復効果とスタミナとが期待できる優れた食べ合わせです。若返り効果や、制ガン効果やスタミナ増強効果もあり、決して悪い食べ合わせではなく、大いにおすすめしたい食べ合わせです。ただしハチミツはカロリーが高いので食べ過ぎは禁物ですよ。

ビワ、熱い麺類

ビワは、バラ科の初夏の果物で、体内でビタミンAに変わるクリプトキサンチンというカロテンの一種が多く含まれます。のどや肺や呼吸器系を守り、視力の維持や、皮膚や粘膜や髪の健康を守る働きがあります。老化予防やガン効果もあります。クロロゲン酸はインフルエンザやガンの予防効果があります。クエン酸やリンゴ酸といった酸味もあり、疲労回復効果もありますが、食べられる時期が短い果物です。

麺類といっても、うどんであれば原料は小麦粉なので、主成分はでんぷんで少量のミネラルのマンガンを含むくらいです。マンガンは気持を穏やかにする働きがあります。茹でたものは100g105kcalで、ごはんの168kcalと比べれば低カロリーです。おそばであればパントテン酸やマンガンや食物繊維が多く含まれています。パントテン酸は、副腎の機能を助け、抗ストレスの働きをしたり、多くの酵素を活性化させ、体内の化学反応を助けます。

この食べ合わせが悪いと言う理由が見つかりません。

ヤマモモ、生ネギ

ヤマモモには、ビタミンC、ビタミンE、ナイアシン、カリウム、水溶性食物繊維のペクチンが含まれています。ペクチンは血行を良くしたり、高血圧の予防、便秘予防効果、コレステロール値を下げる効果もあります。ビタミンCは美肌効果があります。ナイアシンは主に糖質、脂質、タンパク質などといった、人間の細胞内で活動エネルギーとなる酵素の働きを助け、人間の皮膚や粘膜の健康を維持します。カリウムは、ナトリウムとバランスを保ちながら細胞を正常に保ち、血圧の調整をします。カテキンも含まれ、抗酸化作用も得られます。

ネギには独特の強い香りがありますが、これは硫化アリルと呼ばれる成分で、血液をサラサラにして、血行を良くして体を温める働きがあります。また、ビタミンB_1の吸収や働きを高め、疲労を回復させる効能や消化液の分泌を良くして、食品の消化・吸収を高める効能があります。ネギの葉に多いβ–カロテンは、目の網膜にある、光を感じる「ロドプシン」という物質の材料で、夜盲症の予防効果があります。茎の部分にビタミンCが多く含まれ、活性酸素を分解する働き（抗酸化作用）があり、生活習慣病予防効果も。

この場合、ヤマモモが体を冷やすけれど、生ネギが体を温めるので問題なしです。

✕ ギンナン、ウナギ

ギンナンはイチョウの実で、昔から肺や気管支の疾患によく効くといわれて

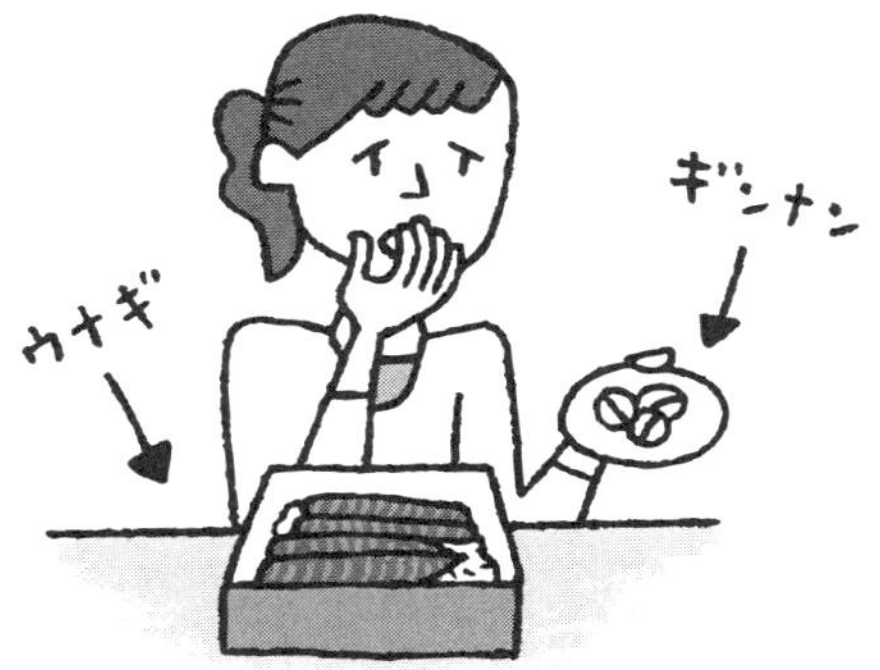

いました。これはギンナンに含まれている微量の青酸が咳を鎮め、肺を潤すからです。茶碗蒸しや鍋料理で食べられています。

主成分は糖質、ナイアシン、パントテン酸、ビタミンC、ビタミンE、カリウム、マグネシウム、マンガンを多く含みます。アルカロイドがあるため、一度にたくさん食べると、嘔吐、消化不良、呼吸困難などの症状を起こします。

ウナギの栄養成分として突出するビタミンAは100g中2400μgも含まれていますし、良質なタンパク質や脂肪ビタミンCを除いた、ビタミンB群、D、Eも豊富に含まれます。カルシウムなどもバランスよく、しかも十分な含有量を兼ね備えています。昔から夏バテが気になる「土用の丑《うし》」の日に食べる習慣がついています。

ギンナンは消化不良を起こしやすいので、脂肪の多いウナギとの食べ合わせは、あまり好ましくないことは確かです。

キビや米と蜜

キビには、ビタミンB群が豊富に含まれ、ミネラルバランスも良いです。亜鉛やカルシウム（白米の2倍）、マグネシウム（白米の約4倍）、鉄分（白米の3倍）、食物繊維（白米の3倍）が含まれています。キビには動脈硬化の予防、高血圧の予防、体液などを増やす効果があります。

ハチミツは今も高価ですが、江戸時代にはハチミツが愛用され、盛んにミツバチの飼育がなされるようになったことが、貝原益軒の「大和本草」に書かれています。大変貴重な食品でした。ハチミツの主成分は、ブドウ糖と果糖ですが、そのほかには、ショ糖、タンパク質、乳酸、リンゴ酸などを含んでいます。また、ビタミン類を含みます。花の種類によって、味や成分に差があり、ミカンなどの柑橘類の花からとったハチミツの主成分は、美しく、味も香りも爽やかです。レンゲ、クローバーなどのハチミツも上等です。

この食べ合わせは、糖質の摂り過ぎでビタミンB_1不足を招き、脳の働きが悪くなり、イライラから、さらには凶暴になる恐れがあります。確かに良くありません。

✕ 乾筍、砂糖

乾筍はタケノコを干したものですが、もともとタケノコには食物繊維のセルロースが豊富で、腸内環境の改善には効果的です。ビタミンB_1、ビタミンB_2、葉酸、カリウムを含み、塩分排出や高血圧の予防効果もあります。アミノ酸の一種であるグルタミン酸、チロシン、アスパラギン酸を含み、これらは旨味の素といえる成分です。筍の節についている白い粉は、チロシンというアミノ酸で、頭の回転を良くする働きがあります。このタケノコを干したとなれば、これらの成分は一層濃縮されています。

砂糖は、古くは薬とされ、8代将軍徳川吉宗《とくがわよしむね》がサトウキビ栽培を奨励し、江戸時代には庶民にも広く普及していません。当時の砂糖は、精製していない黒砂糖ですが、白砂糖もあり、お中元に使われる貴重な品でした。砂糖はブドウ糖と果糖が結びついた二糖類と言われる小さな分子で、体に素早く吸収されます。100gのカロリーはお米より低いのです。パントテン酸、カルシウム、マグネシウムを含みます。近年、砂糖は10倍もカルシウムの吸収を促進するとされています。

この食べ合わせは当時からすれば、疲労回復効果のある砂糖が乾筍の食物繊維の影響で効果が薄くなることへの不満だと思います。

シソ、鯉

シソは大変栄養価が高く、とくにカロテンの多さは全野菜の中でもトップクラスです。ビタミンB_1、ビタミンB_2、ビタミンCや、カルシウム、鉄分といったミネラルも豊富で、中でもビタミンCを豊富に含んでいます。芳香の成分はペリルアルデヒドで、胃液の分泌を促すので、食欲増進効果があり、防腐・殺

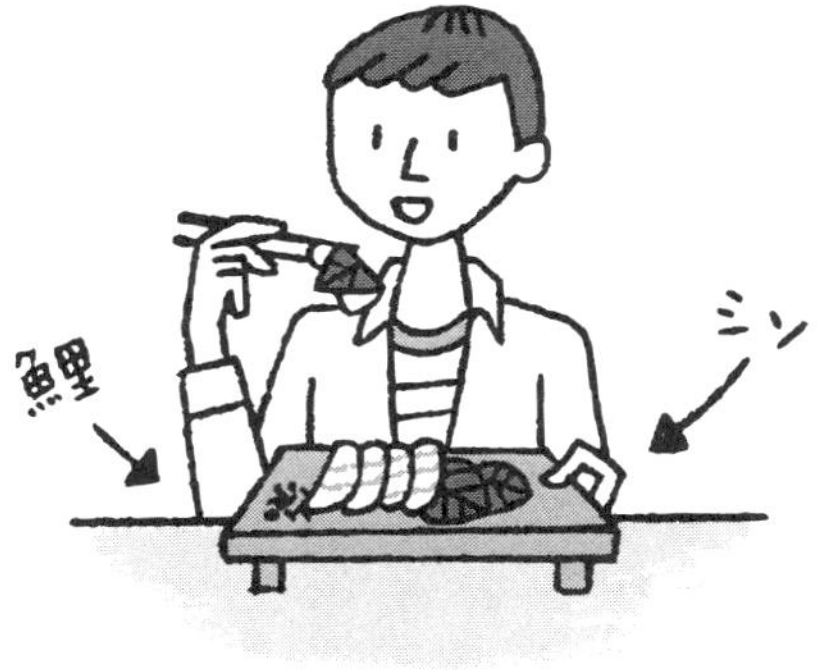

菌作用もあります。神経を鎮める働きもあります。常食すると、神経のイライラが抑えられ、精神が安定します。鉄分も多く含まれているので、貧血にも効果的です。

鯉は、各種アミノ酸で構成される良質なタンパク質、脂質、ビタミンA（レチノール）、ビタミンB1、ビタミンB2、ビタミンB6、ビタミンB12、葉酸、ビタミンD、ビタミンE、カリウム、カルシウム、リン、鉄、亜鉛などを含みます。皮や内臓にはビタミンAやゼラチン質が豊富です。

良質なタンパク質による滋養強壮や疲労回復効果があります。ビタミンB12が比較的多いので、葉酸とともに悪性貧血予防、精神を安定させる作用があります。

栄養価の高いシソと、こちらもずば抜けて栄養価の高い鯉とは、植物と動物とで、栄養価の違いを補い合って高め合う理想の食べ合わせといえます。

なます、白ウリ、冷水

なますは中国で古くから食べられていて、切り分けた獣肉や魚肉に調味料を合わせて生食する古代中国に由来する料理です。日本では魚介類や野菜類、果物類を細く（あるいは薄く）切り、酢を基本にした調味料で和えた料理に発展しました。日本のなますについては酢の物とも呼ばれます。

ウリの中でも白ウリはインドから中国南部にかけての地域が原産地で、江戸時代には一般に普及していたようで、「越瓜」や「菜瓜」などの異名でも登場します。この越瓜とは「越の国」から渡ってきたというのが由来だそうです。ウリ科の野菜の中でも、とくにビタミンCが多く、キュウリの10倍で、美肌に効果があるだけでなく、抗酸化作用もあるため、アンチエイジングにも効果的です。高血糖、高血圧などを予防するカロテンなども含まれています。

ナマスという生の野菜に、水分が多く体を冷やすウリ、この上さらに、冷たい水というのは、お腹をこわすための食べ合わせで、確かに良くありません。

越瓜（白ウリ）、酢漬けの肉

越瓜（白ウリ）は、江戸時代には一般に普及していたようです。

酢漬けの肉は、何の肉なのかはっきりしませんが、最も牛肉忌避の強かった江戸時代にも、牛肉は「滋養強壮の薬」として比較的広く食べられていたようなので、牛肉ではないかと思われます。

牛肉はタンパク質、ビタミンB_2、鉄分、亜鉛などを含みます。タンパク質が不足することで体力がなくなり、いざというときの踏ん張りがきかなくなります。牛肉にはビタミンB群が豊富に含まれています。中でも、ビタミンB_2は「美容ビタミン」と呼ばれ、脂肪の燃焼に欠かせないビタミンB_2が不足すると、脂肪太りを招きます。貧血予防に効果的なのが、「ヘム鉄」です。

この食べ合わせは強いていえば、酢漬けの肉は硬くなっているために消化が悪くなっていて、そこにもってきて、水分が多く胃腸を冷やすウリは、消化器に負担をかけることになるということではないでしょうか。

酒の後にお茶を飲む

お酒を飲むとアルコールは胃と小腸から吸収され、約90％が肝臓で代謝されます。お酒の主な成分はアルコールと水です。お酒を飲むと「酔った」状態になりますが、このとき体や脳に影響を与えているのはアルコール（エタノール）です。お酒を飲むと、アルコールは血液に溶け込んで肝臓に運ばれ、処理されます。肝臓が処理できるアルコールの量には個人差がありますが、体重60～70kgの人で、1時間に5～9gくらいです（久里浜医療センターの最近の実験による）。

緑茶は代謝も促進する魔法の飲み物。利尿作用もあり、体内のアルコールを排出する効果があります。また、脂肪を燃やす複合物を含んでいます。お茶に含まれるカフェインはタンニンと結びつくためにその効果が抑制されることから、コーヒーのような興奮作用は弱く緩やかに作用します。

また、お茶を飲むことによって、善玉コレステロール（ＨＤＬ）が体内に増え、動脈硬化を予防するそうです。

この食べ合わせ（飲み合わせ）によるマイナスの要素を見つけることはできません。

✕ クルミ、桃、スモモ、ヤマモモ

クルミは「貴族の美容食」として愛好された栄養価の優れた種実です。

桃は昔から「長生の実」「不老長寿の仙果」といわれてきました。邪気をはらう魔除けの力があるともよくいわれています。実は桃の果肉には、鎮痛剤や鎮静剤の働きがあり、また微量ながら葉や花には青酸化合物が含まれているのです。神秘的な果物と見なされてきたのも、あるいはそんなことが原因しているのかもしれません。ペクチンが多く含まれている果実なので、常食すれば便秘の解消に効果的です。

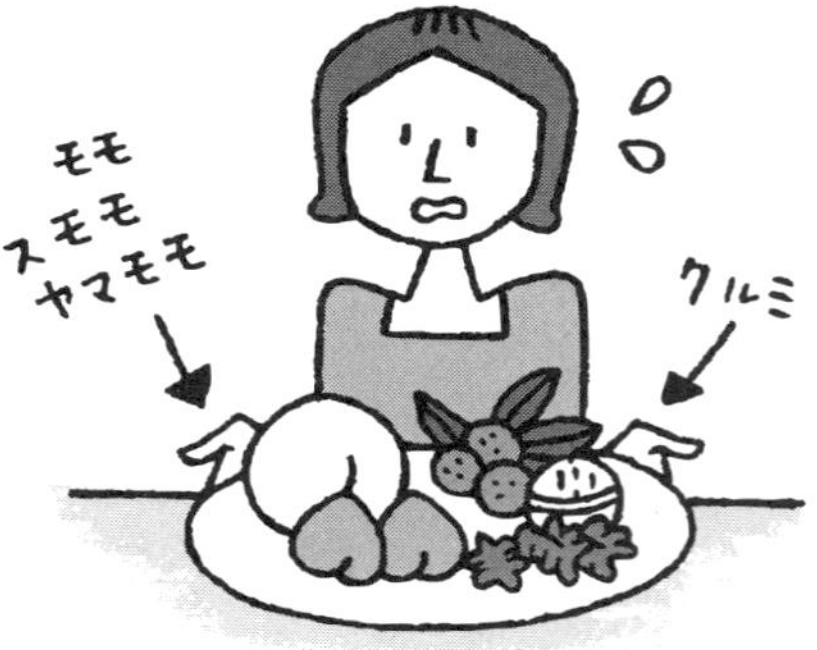

朝晩1個ずつ食べるか、ジュースにして飲むと良いでしょう。魚を食べて食あたりを起こしたときの解毒に効果があると、昔からいわれていま す。果肉より皮の部分に薬効が含まれています。
スモモはプルーンともいい、「古事記」にも出てくる古くから食べられている果物。
ヤマモモは、血行を良くしたり、高血圧の予防、便秘予防効果、コレステロール値を下げる効果のあるペクチンが含まれています。
クルミ、桃、スモモ、ヤマモモの食べ合わせは、脂肪の多いクルミと3種類の酸味のある果物で消化不良を心配したものと思われます。当時の果物は今のように甘くはなかったからでしょう。

あとがき

　これまで、多くの食材とその効果的な食べ合わせについてそれぞれお話ししてきましたが、そうした食べ物によってあなたの体は3ヶ月で別人になるのをご存知でしょうか。

　あなたのその魅力的な身体は、60兆の細胞からできていますが、その細胞を形作っているのは、タンパク質、糖質、脂肪の3大栄養素と核酸です。元素におきかえますと、炭素、窒素、水素、酸素の4元素にリンや硫黄が加わって有機化合物という物質を作っているのです。これらは、あなたが食べた食事から作られています。

　こうした物質があなたの体を構築しているのだと知ると、なんだか夢も希望もなくしてしまいそうですよね。でも、あなたの尊敬する方だって同じことですから、致し方ありません。

有機化合物から成り立っているとするあなたの体を形作っている元素は、ブロンズ像のようにただジッとかたまっているわけではありません。

あなたが食べたその食べ物によって、あなたの身体の60兆の細胞は、絶えず分裂を起こして新陳代謝を行なって変化しています。新陳代謝の「新陳」とは代謝現象の一つで古いものを捨てて新しいものへと生まれ変わるという意味です。「代謝」とはエネルギーを消費して、内臓が働いて、身体活動をする生命活動そのものです。これによってあなたの健康が維持され、社会活動を行なうことができるのです。

正常なサイクルで生まれ変わらなかった古い細胞は新陳代謝の低下によってドンドン老廃物として蓄積されてゆきます。この新陳代謝は体の場所によって、生まれ変わる速度が異なります。それぞれの代謝の周期は次のようになります。

胃腸は5日、心臓は22日、肌は28日、筋肉・肝臓は60日、骨は90日となっています。ということはあなたの体は3ヶ月ですべてが入れ替わるということです。つまり別人になるのです。

健康的に美しくあるためには免疫系等が活発に働いて、体の中に入ってくる添加物や毒物等の異物や老廃物の処理が速やかに行なわれて、細胞が自由に働き、組織（細胞が集まってできている）が新しく作られたり、新陳代謝が十分に行なわれている状態でなくてはなりません。

そうした、体にとって好ましい状態を維持してゆくためにも、毎日の食事の中に「食べ合わせ」を面倒がらずに取り入れて、あなた自身をいとおしむ気持を忘れないで、楽しみながら続けていただきたいと思います。

そうすることで、あなた自身の手で素晴らしい作品を作り上げていただくことを、私は心から祈念いたします。

最後に、この本の執筆に当たりまして、祥伝社の吉田浩行編集長様、友文社の坂巻秀雄社長様には、大変お世話になりましたことを紙面をお借りして感謝申し上げます。

平成26年6月吉日

白鳥早奈英《しらとりさなえ》

◆参考文献――

「シリーズ脳科学」東京大学出版会
「図解 生活習慣病がわかる本」法研　福井次矢
「基礎からわかる 新・食品表示の法律・実務ガイドブック」レクシスネクシス・ジャパン　石川直基　的早剛由　（株）ラベルバンク
「SUPPLEMENT BIBLE」アール・ミンデル
「最新版 知っておきたい栄養学」学研パブリッシング　白鳥早奈英
「食品成分表」女子栄養大学出版部
「食品標準成分表」（社）全国調理師養成施設協会

白鳥早奈英 —— しらとり・さなえ

栄養学博士、心療カウンセラー、健康運動指導士。日本女子大学食物科卒業後、東京農業大学栄養科、USAジョージア州立大学栄養学科、帝京平成大学大学院などで学ぶ。エモリー大学講師、バークレー科学大学大学院客員研究員。1982年、日本で初めて栄養学的な面からみた「食べ合わせ」を提唱。ジャーナリスト時代の経験を生かし、「食べ合わせ」の重要性を著作やメディア取材を通じ啓蒙している。著書は、120万部を突破したベストセラー『もっとからだにおいしい　野菜の便利帳』(高橋書店)、『最新版　知っておきたい栄養学』(学研パブリッシング)、『おいしい野菜の食べ合わせ便利帳』(海竜社)、『おいしく食べてきれいになる! 野菜のたし算ひき算』(幻冬舎)など多数。

本書は祥伝社黄金文庫のために書き下ろされました。

一〇〇字書評

切り取り線

購買動機（新聞、雑誌名を記入するか、あるいは○をつけてください）	
□（　　　　　　　　　　　　）の広告を見て	
□（　　　　　　　　　　　　）の書評を見て	
□ 知人のすすめで	□ タイトルに惹かれて
□ カバーがよかったから	□ 内容が面白そうだから
□ 好きな作家だから	□ 好きな分野の本だから

●最近、最も感銘を受けた作品名をお書きください

●あなたのお好きな作家名をお書きください

●その他、ご要望がありましたらお書きください

住所	〒				
氏名		職業		年齢	
新刊情報等のパソコンメール配信を 希望する・しない	Eメール	※携帯には配信できません			

あなたにお願い

この本の感想を、編集部までお寄せいただけたらありがたく存じます。今後の企画の参考にさせていただきます。Eメールでも結構です。

いただいた「一〇〇字書評」は、新聞・雑誌等に紹介させていただくことがあります。その場合はお礼として特製図書カードを差し上げます。

前ページの原稿用紙に書評をお書きの上、切り取り、左記までお送り下さい。宛先の住所は不要です。

なお、ご記入いただいたお名前、ご住所等は、書評紹介の事前了解、謝礼のお届けのためだけに利用し、そのほかの目的のために利用することはありません。

〒一〇一－八七〇一
祥伝社黄金文庫編集長　吉田浩行
☎〇三（三二六五）二〇八四
ohgon@shodensha.co.jp

祥伝社ホームページの「ブックレビュー」からも、書けるようになりました。
http://www.shodensha.co.jp/bookreview/

祥伝社黄金文庫

寿命《じゅみょう》を延《の》ばす食《た》べ合《あ》わせ、縮《ちぢ》める食《た》べ合《あ》わせ

平成26年7月30日　初版第1刷発行

著　者　白鳥《しらとり》早《さ》奈《な》英《え》

発行者　竹内和芳

発行所　祥伝社《しょうでんしゃ》

〒101－8701

東京都千代田区神田神保町3－3

電話　03（3265）2084（編集部）

電話　03（3265）2081（販売部）

電話　03（3265）3622（業務部）

http://www.shodensha.co.jp/

印刷所　堀内印刷

製本所　ナショナル製本

Printed in Japan　ⓒ2014, Sanae Shiratori　ISBN978-4-396-31642-6 C0147